Die Blaue Quelle

Baden in Licht

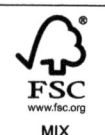

Irmgard Maria Gräf

Die Blaue Quelle

Theorie und Potenzial der Blu Room® Technologie

Bibliografische Information der Deutschen Nationalbibliothek:
Die Deutsche Nationalbibliothek verzeichnet diese Publikation in der Deutschen Nationalbibliografie; detaillierte bibliografische Daten sind im Internet über http://dnb.d-nb.de abrufbar.

1.Auflage September 2018
Umschlaggestaltung: Birgit Müller
Lektorat: Beatrice Assmann
Layout: Marion Collenberg

© 2018
Herstellung und Verlag: BoD – Books on Demand, Norderstedt.
ISBN 978-3-7528-4813-7

Inhalt

Vorwort

Blu Room ist außergewöhnlich, eine Kreation aus Licht, Klang, Frequenz und majestätischer Architektur. Blu Room ist ein Geschenk zur Selbstheilung und Entdeckung. Hier können wir die tieferen Gründe unseres Krankseins entdecken, wir nehmen sie aufmerksam und liebevoll wahr und beginnen zu heilen.

Der Blu Room ist weit mehr als eine Lichttherapie. Er wirkt auf den Körper, auf die DNS und alle Körperflüssigkeiten. Er wird uns unterstützen Geist, Herz und Seele zu heilen. Damit ist der Blu Room für jeden Menschen ein heilsamer Wegbegleiter im wahren Sinn des Wortes. Letztendlich bestehen wir alle aus dem gleichen Material und teilen die gleiche Essenz. Bis heute werden diese Aspekte zur Heilung in der Medizin vernachlässigt.

„Was ist die Brücke?" fragte ich Irmgard Gräf, als wir das erste Mal über Blu Room und DNS sprachen. Vom ersten Moment an erkannte ich ihr Genie und wusste, dass sie dieser Frage mit Herz, Geist und Seele auf den Grund gehen würde. In diesem Buch stellt sie diese unsichtbar wirkende Brücke, das Zwischenmedium befreiend und schlüssig vor.

Blu Room ist da, wo das Gold auf das Blaue trifft.
Blu Room ist da, wo Träume Wirklichkeit werden.

Dr. Matthew Martinez
Mit-Entwickler der Blu Room Technologie

Menschliches Leben beginnt mit einem Feuerwerk.

Spannung! Das Herz rast, Blutgefässe schwellen, die Pulsfrequenz steigt. Eine männliche Samenzelle trifft die allein für ihn passende weibliche Eizelle. Rund 200.000 Mitochondrien, die kleinen Energiekraftwerke laufen in der Eizelle auf Hochtouren.

Die Spannung wächst. Die Kalium-Natrium-Pumpe springt an und die Blut-Hirn-Schranke öffnet sich. Endorphine strömen aus und geben den Takt einer glücklichen Vereinigung an. Ein grandioses Feuerwerk, ausgelöst durch 600 Milliarden Zinkatome verkündet das Verschmelzen der männlichen mit der weiblichen Keimzelle. Die Zelle leuchtet auf und präsentiert stolz den Keim eines neuen Lebens in Form einer omnipotenten Stammzelle.

Geschafft! Einer wunderbaren Regie folgend, teilt sich die Stammzelle und wandert als Embryo zum Einnisten in die Gebärmutter. Jetzt gilt es ‚Wurzeln zu schlagen'. Die Eihäute beginnen Fruchtwasser zu bilden. Bald schwebt der winzige Embryo in einer Kugel aus schützendem, kuschelig warmem Fruchtwasser, wie in einem eigenen Mini-Ozean.

Fruchtwasser ist die erste geschützte Atmosphäre des jungen Keimlings. Es ist ein Feld des Werdens und Wachsens in Liebe, der Akzeptanz und Zeitlosigkeit. Er atmet darin und führt wundervoll plastisch bildende, formende Bewegungen aus – unbelastet von einer Welt mit all ihren möglichen Herausforderungen und Potenzialen.

Diese Bilder vom Fruchtwasser führen mich zurück zu einer meiner frühen Blu Room–Erfahrungen. Sachte fällt die Tür in Schloss, Musikwellen füllen den achteckigen Raum, meine Wirbelsäule sinkt in die gepolsterte Liege und die Spiegelflächen saugen meine Unrast auf. Die Augenlider fallen zu, der Brustkorb hebt und senkt sich mit dem Atem. Das Licht der UVB-Röhren durchdringt jede Zelle, und wärmt mich.

Ein tiefes Entspannen fließt durch meinen Körper. Wie im Fruchtwasser fühle ich mich in Resonanz mit dem Leben, geschützt und getragen von Liebe und Wohlwollen. Der „Mt. Everest" an Arbeiten – draußen im Alltag – verliert mit einem Mal seine Herausforderung. Meine äußere Ruhe ist Ausdruck meines inneren Gleichgewichts.

Ist ein Atom sichtbar?

Moleküle bauen sich auf aus Atome.

Zellen bauen sich auf aus Molekülen.

Der Mensch besteht aus Zellen.

Ist der Mensch sichtbar?

Ändere ich ein Atom, verändere ich den Menschen.

Willkommen in der Welt der Quantenphysik.

Dieses Buch *Die Blaue Quelle* nimmt uns mit das verborgene Wirken im Blu Room näher aufzuspüren. Wir treffen auf Geheimnisse des Lebens und der Schöpfung - und erkennen uns als schöpfende Wesen darin.

Ich berufe mich auf die vielen wissenschaftlichen Ausführungen und detaillierten Hintergrundinformationen im Hauptbuch *Blu Room – Zukunft hautnah erleben.* (1)

In diesem Buch *Die Blaue Quelle* werden wir auf Schritt und Tritt dem für die Augen Unsichtbaren begegnen, das nur an seiner Wirkung erkennbar und messbar wird.

Baden in der Sonne

Sonnenbadende Kreaturen

Der mythische Sonnenvogel Caladrius

Eine frühchristliche Naturlehre beschreibt Caladrius als rein weißen Vogel. Sie verleiht ihm den Ruf vom weissagenden und alle Krankheiten heilenden, schwanengleichen Geschöpf, das sowohl in der Sonne als auch in Herrscherhäuser zuhause ist. Der Caladrius kann heilen. Bei Schwerkranken wird er ans Bett gerufen. Schaut der Vogel weg, ist es ein Zeichen des unvermeidlichen Todes. Doch wenn er in die Augen des Kranken schaut, nimmt er dessen Krankheit und fliegt damit zur Sonne. Die Sonne, so sagen die Mythen verbrenne und zerstöre die Krankheit.

Der Sonnenbader, die chinesische Nachtigall

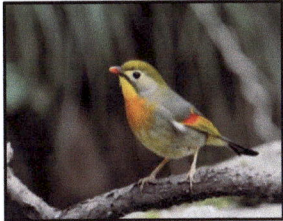

Der Sonnenvogel mit seinem strahlend gelben Gefieder verdankt seinen Namen seinem Sonnenhunger. Er nimmt gern mit großem Behagen und weit gespreiztem Gefieder ausgedehnte Sonnenbäder. Sein schöner einmalig einfallsreicher Gesang bringt Freude in die Herzen. Er ist auch als chinesische Nachtigall bekannt.

Strahlende Sonnentierchen

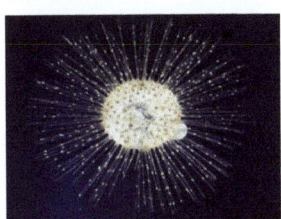

Die kugelförmigen Sonnentierchen (Heliozoa) sind einzellige Lebewesen. Sie sind schöne, sehr zarte Mikroorganismen. Von einem kleinen, kugeligen Kern werden dünne Scheinfüßchen in alle Richtungen ausgestreckt, die mit so-genannten Axopodien, das sind Achsenfäden verstärkt werden. Diese können bei Störungen blitzschnell eingeschmolzen und anschließend wieder neu gebildet werden. Ein Sonnentierchen kann durch mechanische Einwirkungen seine Strahlen nicht verlieren.

Majestätische Sonnenblumen

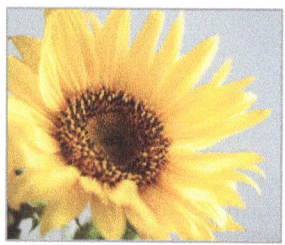 Ursprünglich stammt die Sonnenblume aus Mittelamerika, Peru und Mexiko. In ihrer Heimat gilt sie als Symbol des Sonnengottes und dessen männlicher Kraft. Majestätisch trägt sie auf dem bis zu 5 m hohen Stängel ihre weit entfaltete Strahlenkrone.

Symbolisch betrachtet, stärkt sie das Rückgrat im körperlichen wie im übertragenen Sinn und hilft all jenen, die mehr Durchsetzungsvermögen brauchen. In ihrer Klarheit steht sie für reife Individualität, für persönliche Kraft und starke Ausstrahlung. Aztekische Priesterinnen trugen Kronen aus Sonnenblumen als Symbol für Fruchtbarkeit, Gesundheit und Weisheit.

Junge Sonnenblumen erwarten den Sonnenaufgang mit nach Osten gerichteter Blüte. So fangen sie die ersten Sonnenstrahlen ein, wärmen sich schneller auf und locken so ihre Bestäuber an. Die junge Blüte folgt dem Sonnenverlauf bis nach Westen. Nachts schwenkt sie wieder dem Osten zu. Ist die Sonnenblume einmal erwachsen und die Blüte weit offen, verlangsamt sich das Wachstum insgesamt. Die Blütenstände speichern Sonne und Lebensenergie für die Frucht der nächsten Saison.

Sonnenbaden und Sonnenheilen

Seit Urzeiten fasziniert die Menschen der strahlende Sonnenball am Himmel, ohne den kein Leben hier auf unserem Planeten möglich wäre. In allen Kulturen wird die Sonne als göttlich verehrt, primär als Spender von Licht, Wärme, Kraft, dann natürlich auch als Zeichen der Zuversicht, Kontinuität, Hoffnung, als Zeichen für Verstreichen der Zeit.

Der Sonnengott Helios gilt als Wiederbringer des Augenlichts, als Heiler der Blinden.

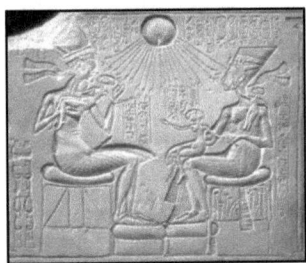

Die alt-ägyptischen Darstellungen zeigen den König und Pharao Echnaton mit seiner Familie unter den Strahlen der Sonne sitzen.

Äskulap, der Gott der Heilkunde war ein Sohn des Lichtgottes Phöbus Apollo, dem „Leuchtenden". Bereits in seinen Heilstätten setzten die Ärzte ihre Patienten der Sonne aus.

Die ersten schriftlichen Nachrichten über Lichtwirkungen finden wir beim „Vater der Geschichte", bei Herodot (490 v. Chr.). Ihm fiel auf, dass die Ägypter Fleisch, kleines Geflügel und Fisch an der Sonne dörrten. Auch konnte er sich überzeugen, dass die Schädel der Ägypter durch Sonnenbestrahlung härter waren als die der Perser. (2) Ägypter lebten draußen unter der Sonne, während Perser als Stubenhocker bekannt waren.

Hippokrates, der Príncipes medicinae, geb. 460 v. Chr. fiel auf, dass die Bewohner sonniger Länder einen fröhlicheren Charakter hätten. Die Menschen in nördlichen Gefilden neigten zu mehr Traurigkeit, vor allem im Winter. Damit stellte er erstmals eine Verbindung zu der heute anerkannten Krankheit der saisonabhängigen Depression (SAD) her.

Der griechisch-römische Arzt Galen (ca. 150 v. Chr.) empfahl Patienten mit Hautkrankheiten den Aufenthalt im Süden, wo die Sonneneinstrahlung stärker ist.

Bereits die Ärzte der römischen Kaiserzeit setzten Sonnenlichtbehandlung bei bestimmten Indikationen wie allgemeine Schwäche, Fettsucht und Arthritis ein.

„Geh mir aus der Sonne!", sagte Diogenes zu Alexander dem Großen. Sonnengenuss ging ihm über alles.

„Wo die Sonne scheint, kommt der Arzt nicht hin", weiß ein deutsches Sprichwort.

Eine deutsche umgangssprachliche Wendung beschreibt besonders schönes Wetter: „„ das ist heute ein Wetter zum Helden zeugen".

Ein altrömischer Gebrauch des Sich–Sonnens nach einer Mahlzeit hat sich noch heute in den italienischen Alpentälern erhalten. So ist es tessinischer Brauch, nach dem Essen an die Sonne zu gehen: „prendere il sole".

Im Mittelalter verbot der sich ausbreitende christliche Glaube sowohl das Sonnenbaden als auch Sonnenlichtanwendungen. Allzeit züchtige Körperbedeckung war verlangt.

Während der industriellen Revolution in Nordeuropa im 17./18. Jahrhundert wurde der Zusammenhang zwischen Sonnenlicht und menschlicher Gesundheit offenkundig. Die Menschen zogen vom Land in die Stadt um in den Fabriken zu arbeiten. Die miserablen Lebensumstände der Industriearbeiter, besonders ihrer Kinder, die schon in frühsten Jahren in dunklen Fabrikhallen und Bergwerken zur Arbeit gezwungen wurden, führten zu massivem Sonnen-, resp. Vitamin D-Mangel. Schwerste Knochenmißbildungen wie Rachitis waren die Folge.
Erst Ende des 19. Jahrhunderts begann man den Zusammenhang zwischen Sonnenbestrahlung, Mangelernährung und Vitamin D-Synthese zu verstehen.

Englische Ärzte beobachteten zu Kolonialzeiten, dass Patienten mit Schuppenflechte im sonnigen Indien weniger Krankheitsschübe hatten als in der Heimat.

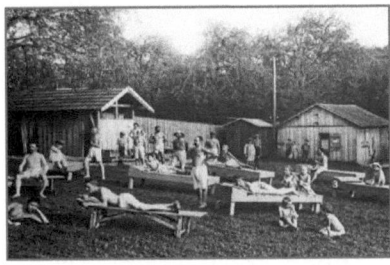

Sonnenbaden kam so richtig um 1900 in Mode. Der Züricher Stadtschreiber hielt im Stadtratsprotokoll 1907 fest: „Der Erfolg der überall in großer Zahl entstehenden Luft- und Sonnenbäder ist ein schlagender Beweis dafür, dass man es hier mit einer durchaus volkstümlichen Bewegung zu tun hat".

„Schon bald wurde der sonnengebräunte Teint, von einem Stigma der Landarbeiter und Seefahrer zu einem begehrten Code. Sonnenbräune stand für Sportlichkeit und Natürlichkeit, für Gesundheit, Erfolg und sexuelle Attraktivität, für weibliche Schönheit und Jugendlichkeit und für männliche Leistungs- und Wehrfähigkeit!" schreibt der Zürcher Historiker Niklaus Ingold in seinem Buch *Lichtduschen*. (3)

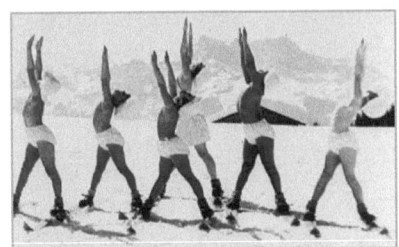

Oskar Bernhard eröffnete 1895 in der Schweiz die erste Klinik mit Heliotherapie. Auguste Rollier spezialisierte sich in seiner Schweizer Klinik in Leysin auf Heliotherapien für Tuberkulose-Kranke. Die von Bakterien verursachte Infektionskrankheit war damals bis weit nach dem 2. Weltkrieg ein grosses und ungelöstes Problem.

Rollier ergänzte das therapeutische Sonnenbaden allerdings mit Bewegung und Arbeit. Fast nackt ließ er seine Patienten unter freiem Himmel turnen. Und das zeigte Wirkung. Das Sonnenlicht regt die Bildung von Vitamin D an, das wiederum stärkt das Immunsystem.

Der britische Arzt Sir Edward Mellanby erhielt 1928 den Nobelpreis in Chemie für die Entdeckung des Vitamin D. Mit der Herstellung von Vitamin D begann eine neue Ära für die Medizin. Auch die Wirtschaft wollte mit Vitamin D angereicherten Produkten dabei sein.

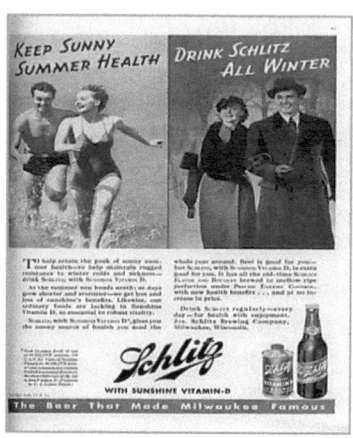

Die große Bierbrauerei in Milwaukee braute 1936 ein mit Vitamin D angereichertes Winterbier mit dem Slogan: „ Trinke den ganzen Winter über Schlitz Bier – und erhalte dir deine sonnige Sommergesundheit" und „Schlitz – mit Sonnenschein Vitamin D".
Weitere Vitamin D-angereicherte Produkte kamen auf den Markt.

Die Ärzte dieser Zeit registrierten etwa 183 verschiedene Krankheiten, die mit einem Mangel an Sonnenstrahlen oder Vitamin D verbunden sind. Dazu gehören Diabetes Typ 1, Bluthochdruck, Brustkrebs, Gingivitis, Influenza, Rachitis, Schwangerschaftsrisiken, Sichelzellenanämie, Schwangerschaftsdiabetes, Multiple Sklerose, Depression, Asthma, Fibromyalgie, Gewichtsverlust, kongestive Herzinsuffizienz, Parkinson-Krankheit, Demenz, zystische Fibrose, Raynaud-Syndrom, Hüftfrakturen, Alterung, Prostatakrebs, Morbus Crohn, Allergien, Fettleibigkeit und viele mehr.

Dann kam ein Einschnitt. Mit der Entdeckung der Antibiotika 1941 verdrängten diese natürlichen, altbewährten Heilmethoden – vorerst jedoch nur.

In den folgenden 50 Jahren entwickelten sich die Medizin und auch die Bakterienwelt weiter. Bakterien wurden schlauer, erkannten den Mechanismus der Antibiotika und ließen sich von dieser ‚Wunderwaffe' nicht mehr so leicht beeindrucken. Die ersten Antibiotika Resistenzen erschreckten Patienten und Ärzte. Ein teilweises Rückbesinnen auf Sonnenlicht begann. Die Forschung nutzte diese verordnete Ruhepause und entwickelte neue Methoden der Lichttherapie in Form von UV-Technologien – mit hervorragenden Ergebnissen.

Was ist in der Sonne, das Pflanzen wachsen lässt, Bienen anzieht, Herzen glücklich stimmt, Wunden heilt, Älterwerden den Stachel nimmt und die Stuben erleuchtet?

TEIL 1
Die Sonne - auf den Spuren des Unsichtbaren

Die ersten wärmenden Sonnenstrahlen im Frühling lassen Herzen höher schlagen. Der Frühling sorgt mit der steigenden Sonne für gute Laune. Auch der Hormonhaushalt passt sich der leichteren Frequenz an. Liebe, Licht, Lust, Grün, Vogelgezwitscher und Frühjahrsputz – wir erwachen aus der lichtärmeren Winterzeit.

Mit dem bloßen Auge sehen wir die Sonne als riesigen Feuerball. Seit Jahrtausenden beschäftigen sich Forscher, Philosophen und vor allem Astronomen mit diesem Stern des äußeren Drittels der Milchstraße. Mit einem Durchmesser von 1,4 Millionen Kilometern soll sie 149,6 Millionen km von der Erde entfernt sein. Ein Lichtstrahl von der Sonne auf die Erde braucht rund 8 Minuten und 1 qm Sonne leuchtet heller als 1 Mio. Glühbirnen.

Sonnenlicht ist ein Teil der elektromagnetischen Strahlung. Infrarot, sichtbares und ultraviolettes Licht gehören dazu. Auf der Erde wird das Sonnenlicht durch die Erdatmosphäre gefiltert und wird als Tageslicht wahrgenommen, sobald die Sonne über dem Horizont liegt.

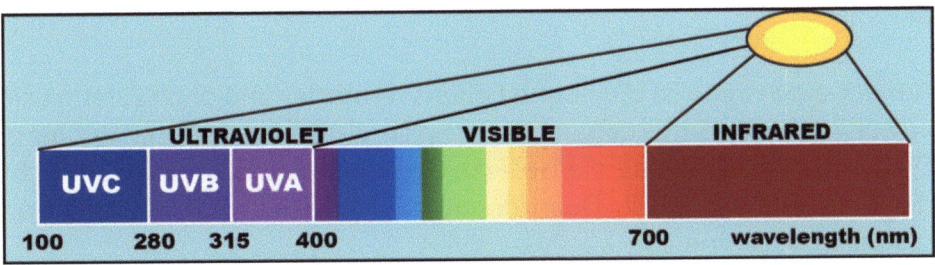

Nur 5 % der Sonneneinstrahlung, die auf die Erde trifft, sind UV-Strahlen. Zwei Formen der UV-Strahlen erreichen die Oberfläche der Erde, UVA und UVB.

UVC-Strahlen 100 bis 280 nm, das ist der kurzwelligste Bereich des ultravioletten Lichtes. Er wird von der Ozonschicht blockiert. UVC-Licht schadet dem menschlichen Körper.

UVB-Strahlen, 280 bis 315 nm werden stark von der Erdatmosphäre absorbiert. Sein Bereich ist ein sehr schmales Segment innerhalb des gesamten ultravioletten Spektrums. Doch genau diese Strahlen sind wichtig für die Vitamin D-Synthese bei Mensch und Tier.

UVA-Strahlen, 315 bis 400 nm, bildet 95 % der ultravioletten Strahlen, die an die Erdoberfläche gelangen. UVA-Strahlung wird nicht so effizient absorbiert, sodass sie tief in die Dermis eindringt und Hautschäden verursachen kann.

UVA-Strahlung 315 bis 400 nm	**UVB-Strahlung** 280 bis 315 nm
Direkte Bräunung hält nur Stunden an	Verzögerte, lang anhaltende Bräunung
Kein Hautschutz durch Pigmentierung	Guter Hautschutz durch Pigmentierung
Verursacht Hautalterung	Vitamin D-Produktion – DNS spezifisch
Produziert viele Freie Radikale	Geringe Produktion Freier Radikale

Verantwortlich für die Vitamin D-Produktion durch die Sonne ist ausschließlich die UVB-Strahlung. Also 1 - 5 % der gesamten UV-Strahlung der Sonne.

Auf der einen Seite ist die Sonne Lebensvermittler und doch zerstört sie auf der anderen Seite Leben. Wir messen die Sonne an ihrer Wirkung. Die Sonne gibt dem Tag die Helligkeit und ihr Verschwinden der Nacht die Dunkelheit. Erst die Quantenphysik brachte uns ein tieferes Verständnis der Sonne.

Quantenphysik – die Brücke ins unsichtbar Wirkende

Während sich die klassische Physik mit der Materie, den sicht- und messbaren Fakten beschäftigt, ist die Quantenphysik das verbindende Element zwischen Biologie und Physik, die Brücke zwischen materiellen und nicht-materiellen Teilen eines lebendigen Organismus. Genau hier liegt der Schlüssel für das Verständnis lebender Systeme: im Wechsel zwischen Materiellem und Nichtmateriellem, zwischen Teilbarem und Unteilbarem.

> Nikola Tesla sagte:
> „An dem Tage, an dem die Wissenschaft beginnen wird, nichtphysikalische Erscheinungen zu untersuchen, wird sie in einem Jahrzehnt größere Fortschritte machen, als in all den vorhergehenden Jahrhunderten ihres Bestehens."

Die Quantenphysik befasst sich mit dem Unteilbaren. Das Unteilbare, das kleinste Quant des Sonnenlichts ist ein Photon.

Das Photon - das kleinste Lichtquant

Das Photon gehört als Wechselwirkungs- oder Kraft-Teilchen zu den Bosonen und somit zu den Elementarteilchen.
Darunter versteht man in der Quantenmechanik und Quantenfeldtheorie Teilchen, die eine Wechselwirkung zwischen zwei Systemen vermitteln, indem sie von einem System abgegeben und vom anderen aufgenommen werden können.

- Photonen sind kleinste Lichtquanten.
- Photonen sind Wechselwirkungsteilchen.
- Photonen sind Träger und Übermittler von Informationen.
- Photonen sind Ordnungs- und Kommunikationsgestalter.
- Photonen haben keine Ruhemasse, doch eine von ihrer Frequenz abhängigen Energie, und eine unendliche natürliche Lebensdauer.
- Sie bewegen sich mit Lichtgeschwindigkeit.

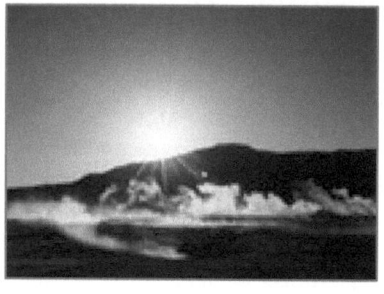

Licht ist ein faszinierendes Mysterium, das überall präsent ist. Jede lebende Zelle gibt pro Sekunde über 100'000 Lichtimpulse ab. Erst mit dem Tod endet dieser Lichtausstoß. Photonen in einem lebenden, organischen System – wie Mensch, Tier, Pflanze und Erde sind Biophotonen.

Sie besitzen alle Eigenschaften der Photonen – doch sie sind vielseitiger.

„Wir Menschen bestehen auf der Quantenebene aus einem hoch kohärenten Feld von Photonen, das in der Lage ist, sämtliche körperlichen Abläufe zu steuern." (4) Für etwa eine Milliarde metabolischer Prozesse pro Sekunde im Körper sind fortwährend ebenso viele Milliarden Vorgänge von Impulsen und Informationsaustausch im Körper zum Überleben nötig. Photone regulieren diese Vorgänge. Sie lösen eine Aktion aus und übermitteln bestimmte Informationen. Nur an der Wirkung erkennen und messen wir sie. Deshalb nennen wir sie Wechselwirkungsteilchen. Sie kommen aus einer anderen Frequenzebene, setzen einen Impuls und lösen damit eine Aktion aus.

Der Körper hat etwa 22 Organe, 246 Knochen, 650 Muskeln und 143 Gelenke. In jeder Minute sterben und entstehen 600 Mio. Zellen. Die Kommunikation kennt keine Unterbrechung.
Jede der 700 Milliarden Zellen empfängt mehrere 1.000 Aktions-Botschaften in der Sekunde.
Mit Lichtgeschwindigkeit werden alle Prozesse koordiniert.

Prof. Dr. Popp, der weltbekannte Biophotonenforscher, sagte: „uns zeigt die Art und Weise der Informations- und Energieübertragung mittels Photonen, dass wir in unserem Kern von nichts anderem als Lichtquanten zusammmen gehalten werden." (5)

Aufgrund der heutigen weltweiten Biophotonenforschung wissen wir:

Biophotonen – im menschlichen System
- Biophotonen sind Photonen in einem lebenden, organischen System.
- Biophotonen sind Träger und Übermittler von Informationen und Auslöser von Aktionen.
- Biophotone sind an der Kommunikation in allem Leben verantwortlich, von einzelnen Zellen bis zu ganzen Organismen – auch für die Zellteilung und die Zell-zu-Zell-Kommunikation.
- Die Kommunikation geschieht mit Lichtgeschwindigkeit.
- Biophotonen durchdringen Zellschichten verlustfrei.
- Biophotonen bauen ein kohärentes lebendiges Ordnungsfeld auf
- DNS ist ein Biophotonenspeicher.
- Blu Room erzeugt Biophotonengleichgewicht, -Dichte oder – Kondensat

All dies geschieht in höchster Präzision, dank der Kohärenz des Lichtes.

Kohärenz – die Ordnung durch Licht

Jede lebende Substanz, jede gesunde, organische Zelle von Pflanzen, Menschen und Tieren strahlt ein schwaches, aber höchst geordnetes, gleichmäßiges also kohärentes, phasenstabiles Licht ab. Das Wort Kohärenz bedeutet Ordnung.

„ Geordnet heißt, dass die Fähigkeit besteht, eine Wechselwirkung durchzuführen, in der jeder Teil mit jedem anderen Teil kommunizieren kann", davon ist Dr. Popp überzeugt. (5)

Kohärenztheorie spricht von einem kohärenten Lichtverbund zwischen der genetischen Steuerzentrale, der DNS, und allen anderen Zellkomponenten in der Zelle.

Homöopathie und Akupunktur bauen auf dem Vorhandensein von kohärentem und strukturiertem Licht auf.

Prof. Fritz Albert Popp sieht ein kohärentes Biophotonenfeld als Ausdruck optimaler Zell-Gesundheit. Das Energiefeld ermöglicht sowohl die optimale Kommunikation seiner Bestandteile untereinander, als auch die Kommunikation des Organs mit dem Informationsfeld des Gesamtorganismus. Je kohärenter das Energiefeld, desto effektiver ist das Organ mit seinem Informationsfeld verbunden.

Ein Kohärenzfeld baut sich z.B. im Wasser auf, wenn alle Wassermoleküle im gleichen Rhythmus schwingen. In dieser gleichschwingenden Struktur kann ein Zusammenstossen der einzelnen Moleküle vermieden werden und das einzelne Molekül verbraucht insgesamt weniger Energie.

Ist die Kohärenz jedoch schwächer, so ist die Kommunikation zwischen dem Organ und seinem Informationsfeld gestört. Das kann zu Unordnung und zu gesundheitlichen Störungen führen.

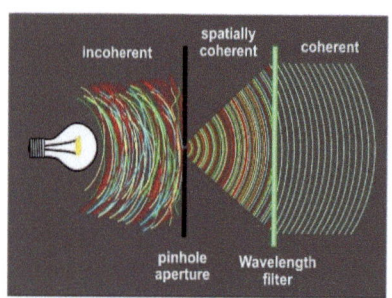

Wissenschaftler der kanadischen Ryerson University zeigen anhand dieses Bildes deutlich, wie sich ein chaotisches Feld unter Lichteinfluss in ein geordnetes Feld ändert. (6)

Kohärente Zustände oder der Zustand des Biophotonenfeldes sind ein Indikator für das Ausmaß, in dem ein System im Einklang mit seiner Umgebung schwingt. Ziel ist es, die biologische Regulationsfähigkeit der Organe und des gesamten Körpers zu erhalten oder wieder herzustellen.

Der Biophotonenreichtum ist neutral und gibt uns die Energie sowohl für Lebensabbauendes wie Lebensaufbauendes.

Negative Einflüsse sind z.B. psychischer und physischer Stress, Umweltgifte, die Art der Ernährungsformen, belastete Nahrungsmittel, Entzündungen, Bakterien und Viren und persönliche Gedankenmuster. Sie stören die Harmonie der Frequenzen des elektromagnetischen Feldes, also die Kohärenz in unserem Körper.

Für die Kohärenz eines Feldes ist sowohl die Konzentration, das heisst die Quantität als auch die Qualität der Photonen von entscheidender Bedeutung.

Kohärenz – Ordnung durch Licht

- Kohärente Lichtwellen sind Lichtwellen gleicher Wellenlänge und gleicher Phase.
- Kohärenz beschreibt Vitalität und Energiezustand des Systems.
- Kohärenz ist absolute Ordnung, spannungsfreier Zustand und Kommunikation.
- Photonen halten lange Kohärenzzeiten (Ordnungszeiten).
- Kohärenter Zustand baut die Brücke auf zwischen autonomen und somatischen (individuellen) Systemen.
- Blu Room UVB-Licht baut Kohärenz auf.

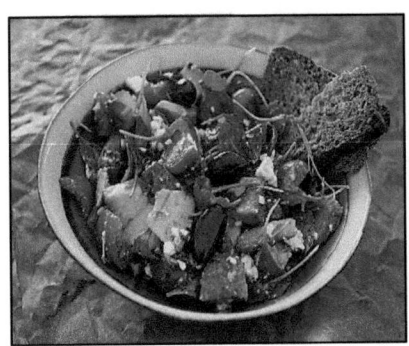

Ein kurzer Abstecher in die Nahrung:
Je höher die Lichtspeicherfähigkeit des Lebensmittels, desto besser erfolgt die Integration von eingestrahltem Licht in den Lebensverbund Mensch/Pflanze/Tier. Je intensiver die Lichtspeicherordnung ist, desto höher ist die biologische Qualität. Also nicht Vitamine und Nährstoffgehalt bestimmen die Lebendigkeit der Nahrung, sondern die Lichtspeicherordnung, die Kohärenz.

Tür zu. Niemand darf reinschauen! Das Zimmer eines Teenagers. Die Vorhänge sind geschlossen. Aus der Elternsicht herrscht hier pures Chaos, reine Unordnung, nichts läuft. Der Teenager sieht das nicht so streng. Alles, was er nicht aufräumen will, landet in seinem Zimmer. Ist das eine Krankheit? Nein, es ist einfach Unordnung. Es reicht oft nur ein äußerer Impuls und das große Ordnungsmachen geschieht. Fenster auf, Licht rein. Unbrauchbares fliegt raus, Socken liegen neben der Unterwäsche geordnet, selbst die Schulunterlagen sind fein säuberlich beschriftet. Die Vorhänge sind gewaschen und die Sonne deckt das Zimmer in sanftes Licht.

In unserem Körper verhält es sich ebenso. Ballast sammelt sich in der Zelle. Die Kommunikation klappt nicht mehr einwandfrei. Lichtmangel führt zu Unordnung. Aus Unordnung kann Ordnung werden. Bleiben wir gedanklich nur bei diesem Bild, dann wird der durch Unordnung entstandenen Störung im Körper der Stachel der Angst genommen. Die Medizin gibt der Störung einen zur Lokalität passenden Namen. Diabetes oder Nierenkarzinom. Schon schwingt Angst als gravierender zusätzlicher Unordnungsfaktor mit.

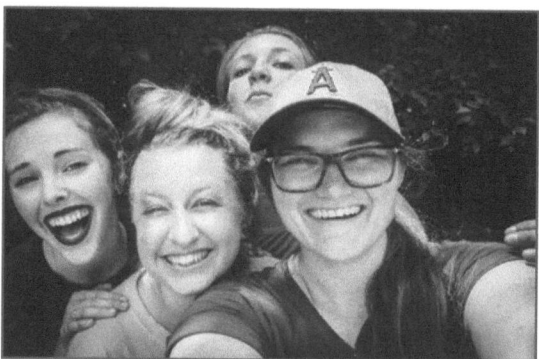

Jeder Mensch ist ein Unikat, einzigartig, individuell. Das ist gut so. Das macht uns Menschen wertvoll und führt uns unserer größeren Aufgabe näher. Jeder Mensch hat seinen ureigenen Lebens-Code oder Lebensplan. Dieser Code sitzt in der DNS.

Nikola Tesla sagte 1899: Alles was ist, ist Licht.

DNS – der Photonen gesteuerte Meisterplan

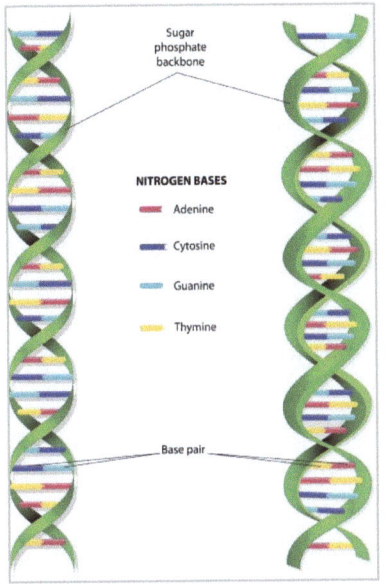

Biologisch gesehen liegt tief in jeder Zelle unseres Körpers, geschützt durch den Kern, ein organisches Makromolekül, die DNS. Es ist der Träger des genetischen Codes. In diesem Makromolekül sind alle Informationen der Entwicklung, der Funktion und der Individualität des Lebewesens allgemein und individuell kodiert. Das ist unser Bauplan, mit dem wir geboren werden.

Grob gesagt ist das DNS-Molekül wie ein riesiger Reißverschluss.
Ein DNS-Molekül würde lang ausgestreckt eine Länge von fast zwei Metern messen. Mit unseren bloßen Augen könnten wir es noch nicht sehen, denn es wäre nur etwa sieben Millionstel Zentimeter dick.

Um etwas so Gigantisches in jedem menschlichen Zellkern unterzubringen, „rollt sich die DNS einfach in einen eng zusammengerollten Knäuel. Der Doppelstrang windet sich zunächst einmal wie eine Spiralfeder oder Doppelhelix. Diese dreht und wendet sich dann ihrerseits wieder so lange, bis sie auf einem Raum von nur etwa einem Milliardstel Kubikzentimeter Platz findet." (7)

DNS ist eine Quantumwelle

Bislang ging die Wissenschaft davon aus, dass es sich bei der DNS lediglich um ein Makromolekül handele. Im Jahr 2017 veröffentlicht Lance Shuttler neue wissenschaftliche Experimente. Er bestätigt, dass „die

DNS aus einer Quantenwelle entsteht und nicht als Molekül". Er schreibt: „Die Photonen schießen mit Lichtgeschwindigkeit rhythmisch in der DNS hin und her und werden gespeichert, bis sie benötigt werden."

Lange nahmen westliche Wissenschaftler an, dass nur max. 10-20% dieser DNS wichtig fürs menschliche Leben seien. Russische Wissenschaftler stellten als erste eine wesentliche größere Dimension der DNS vor. Sie entdeckten, dass ein enormer Teil des DNS-Moleküls Kommunikations- und Informationszwecken dient, also ein gewaltiger Steuerungsapparat ist. „Jeder DNS-Strang", so sagt Lance Shuttler, „geht mit einem Lichtstrang einher."

Die DNS wirkt als Stab- und gleichzeitig als Ringantenne

Die DNS ist eine ideale elektromagnetische Antenne.
- Ein Teil ist langgestreckt und damit eine Stabantenne, die sehr gut elektrische Impulse aufnehmen kann.
- Gleichzeitig ist sie, von oben gesehen ringförmig und damit eine sehr gute magnetische Antenne. (7)

Auf diese Weise kann unsere DNS elektromagnetische Strahlung, also Licht aus der Umwelt aufnehmen. Die Energie wird in der DNS gespeichert, indem das Molekül durch Photone in messbare Schwingung versetzt wird.

Dieses Zusammenspiel der Antennen macht die DNS somit zu einem idealen Resonator für das sichtbare Sonnenlicht.

DNS – der Photonen gesteuerte Meisterplan

- DNS ist Träger der Erbinformation, also die materielle Basis aller Gene.
- Jede Erkrankung ist eine Licht-Stoffwechselstörung.
- DNS ist Photonenspeicher und –Sender.
- DNS enthält alle Informationen aus dem Geno- und Phänotyp.

In der DNS sind alle Informationen der Entwicklung, der Funktion und der Individualität des Lebewesens kodiert gespeichert. Das sind die Gene oder Erbanlagen.

Wächst ein neuer Mensch heran, so bilden sich in den ersten Wochen während der Entwicklung des Embryos die verschiedensten Körperzellen. Damit eine Zelle weiß, wie sie aussehen soll und welche Funktion sie im Organismus spielt, hat jede Zelle all diese Informationen in verschlüsselter Form auf den Erbanlagen im Zellkern, d.h. in der DNS. Einfach ausgedrückt ist dies der Code, Bauplan oder die Blaupause.

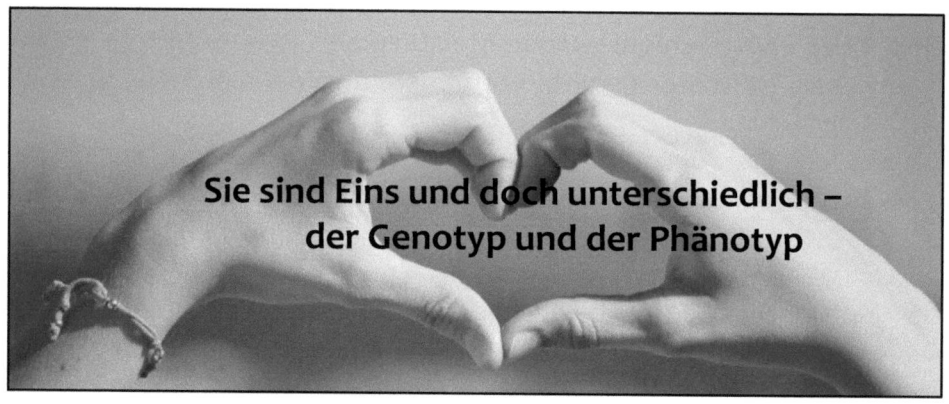

**Sie sind Eins und doch unterschiedlich –
der Genotyp und der Phänotyp**

Der Zeugungsvorgang erleichtert uns die beiden Typen zu verstehen. Die allererste Zelle, auch Stammzelle genannt, trägt bereits eine vollkommene DNS in sich.

Geno-Anteil

Die Zelle weiß gemäß ihres Bauplans: aus mir wird ein Mensch, ganz allgemein. Jeder Mensch auf diesem Planeten hat einen Kopf, einen Rumpf, zwei Arme, zwei Beine, bestimmte Organe und das Funktionsschema eines optimal gesunden Menschen. Das ist der Genotyp-Anteil, die optimale, unveränderbare Lebensmatrix.

Die Medizin spricht von einem autonomen Grundplan, der allen Menschen gleich ist, dem Genotyp. Dieser ändert sich zu Lebzeiten eines Organismus nicht.

Phäno-Anteil

Gleichzeitig weiß die erste omnipotente Stammzelle: aus dieser Menschenzelle wird ein Mädchen, braune Haare, dunkle Augen, und alle individuellen Aspekte. Diese individuellen Informationen stammen aus dem genetischen Pool von Vater und Mutter. Das ist der Phäno-Anteil der DNS.

Die Fachliteratur spricht davon, dass der Phänotyp die Summe aller morphologischen, physiologischen, psychologischen und molekularen Merkmale eines Individuums ist. (8)

Es sind also individuelle, prägende Erfahrungen dieser genetischen Linie, bedingt durch das bewusste persönliche Empfinden. Das umfasst z.B.

spezielle Erfahrungen in Kriegen, Hungersnöten, Wohlstand, Glaubens- oder Verhaltensmuster. Genetisch vorhandene Talente, Stärken und Neigungen gehören ebenfalls dazu. Dieser Phänotyp entspricht dem individuellen Aspekt der DNS, einer Matrix gleich. Diese DNS ist veränderbar.

Ist die Großmutter auf der Flucht verhungert, der Großvater ein erfolgreicher Geschäftsmann, die Mutter eine tiefgläubige Christin, der Uronkel ein berühmter Komponist, der Groß-Onkel eine Mathe-Genie, der Ururgroßvater verbandelte sich mit einer Zigeunerin ... all das ist ein riesiger Pool von Erbanlagen, aus denen sich der Phänotyp der neuen DNS bildet.

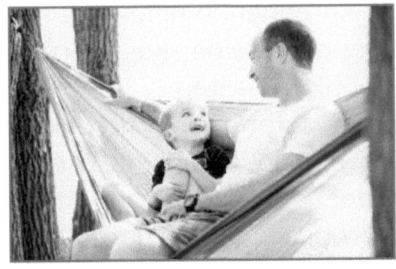

Wenn das Kind heranwächst, sehen wir „typisch Groß-Onkel Albert, das Mathe Genie; die musische Begabung ist vom Uronkel Johann; das Händchen für Geschäfte hat er von der Großmutter Lina, das unstete Leben kann ja nur aus dem Zigeunerblut kommen, und die krummen Zehen sind von Großvater Erwin".

Der Genotyp kennt nur ein Programm: Leben aus Lichtfülle, also Ordnung und Kohärenz.

Der Phänotyp bringt mit seiner Individualität Spannungsfelder mit. Das ist der Reiz des Lebens, und fordert auf zu Veränderung, Wachstum und konstruktivem Miteinander. Ein Verharren in alten Lebensprogrammen bindet oder blockiert Licht. Das Phäno-System neigt auf Grund des Lichtmangels zu Inkohärenz und Unordnung.

Prof. Dr. Popp sagt, dass jede Erkrankung an der Wurzel eine Störung des Licht-Stoffwechsels, oder Lichtmangel ist.

Grünes Blatt – rotes Blut – blaues Licht

Eine der wirksamsten lichtspendenden Substanzen auf unserem Planeten ist das Chlorophyll. Chlorophyll ist das Farbpigment, das den Pflanzen ihre grüne Farbe verleiht und ihnen ermöglicht, Photosynthese zu betreiben. Eine geniale Biophysikerin der University of Michigan Jennifer Ogilvie entdeckte im März 2018 das Geheimnis hinter dem Chlorophyll. (9) Ihr wissenschaftliches Team bildete den Moment ab, in dem ein Photon die ersten Schritte der Photosynthese zur Energieumwandlung auslöst.

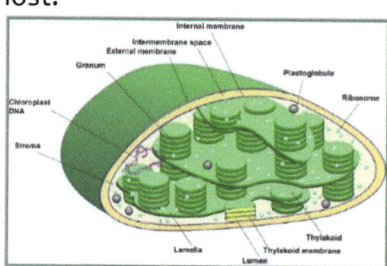

Bei der Photosynthese trifft Licht auf Chlorophyll, das in sogenannten Lichtsammelnde Antennenkomplexen eingebettet ist. Das sind kleine, kugelförmige Gebilde, die Chloroplasten.
In den Chloroplasten finden sich in verschiedenen „Stockwerken" geldrollenartig gestapelte Photonen-Komplexe, in denen das eigentliche Chlorophyll eingelagert ist. Dies verleiht den Chloroplasten ihr grünes Aussehen.

Die einzelnen Chlorophyll-Moleküle sind dabei nicht willkürlich in den Stapeln verteilt, sondern bilden zusammen „Licht-Photonenfallen". Sie absorbieren das Licht bestimmter Wellenlängen und bündeln die so gewonnene Energie über „Antennen", die in die Membran der Stapel eingelagert sind.
Prof Ogilvie sagt: "Man kann sich das wie eine Batterie vorstellen." (9)
Das Endprodukt? Sauerstoff bei Pflanzen und Photonen für den menschlichen Organismus.

Diese Energieumwandlung geht innerhalb von wenigen Piko-Sekunden unvorstellbar schnell vonstatten. Piko Sekunden sind eine Billionstel Sekunde, eine unvorstellbar kleine Zeitspanne.

Was verbindet den menschlichen Körper mit Chlorophyll und Photosynthese?

Auffällig ist die chemische Ähnlichkeit zwischen dem roten Blutfarbstoff Hämoglobin und Chlorophyll.

Chlorophyll und das in den roten Blutkörperchen befindliche Hämoglobin sind in ihrer chemischen Struktur Zwillinge. Der einzige Unterschied besteht darin, dass das zentrale Element bei Chlorophyll Magnesium und beim Hämoglobin das Molekül Eisen ist.

Photone geben dem Chlorophyll in der Pflanze die Farbe Grün.

Photone geben dem Hämoglobulin im Blut die Farbe Rot.

Das Eisenatom im Hämoglobin bindet Sauerstoff und sorgt auf diese Weise für den Sauerstofftransport im Körper. Das Magnesium ist für die Fähigkeit, das Sonnenlicht zu absorbieren, verantwortlich.

Sonne in Chlorophyll

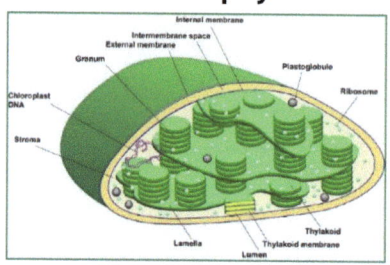

Sonne in Vitamin D

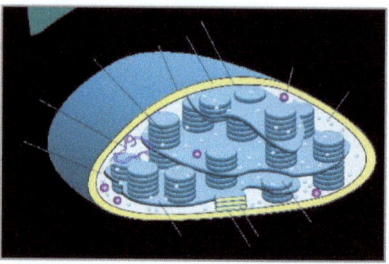

Chlorophyll in der Pflanze

Chlorophyll ist Vitamin D der Pflanze,
ist Photonenspeicher,
Energie und Information,
Pflanzen DNS-Frequenz-spezifisch,
Chlorophyll ist kohärent.

Vitamin D beim Menschen

bildet sich aus fettlöslichem Cholesterol
ist Photonenspeicher,
Energie und Information,
Vitamin D3 ist das einzige Vitamin oder
Hormon, das der Körper selbst herstellt
DNS-Frequenz spezifisch, kohärent.

Wirkung von Chlorophyll im menschlichen Organismus

- Kann blutreinigend und blutbildend sein,
- kann Säure/-Basen ausgleichen,
- kann antikarzinogen wirken ,
- kann antibakteriell wirken,
- kann gesundes Bakterienwachstum regulieren,
- kann antioxidativ wirken, freie Radikale binden,
- kann bei Strahlenschäden regenerativ wirken.

Wirkung von Vitamin D im menschlichen Organismus

- Vitamin D kontrolliert mehr als 3.000 Gene.
- Vitamin D hat Auswirkungen auf die DNS,
- auf den Mineral Stoffwechsel,
- auf das Immunsystem, Herz und den Kreislauf.
- Auswirkungen auf Nerven und Gehirn
- Auswirkungen auf den Stoffwechsel und Epigenetik
- Lebensfähigkeit und -Dauer
- Gedanken, innere Stabilität, Selbstbehauptung
- Geistige und spirituelle Fähigkeiten
- Vitamin D kann Gene aus- und einschalten

TEIL 2
Vitamin D – das verborgene Potential

Verantwortlich für die Vitamin D-Produktion durch die Sonne ist ausschließlich die UVB-Strahlung. Also 1 - 5 % der gesamten UV-Strahlung der Sonne.

Vitamin D-Bildung mittels Sonne ist individuell und abhängig von:
- Breitengrad und Jahreszeit (also Sonnenintensität)
- Hautpigmentierung
- Höhenlage
- Ozonschicht
- Reflexion auf der Erdoberfläche, Bewölkung
- Luftverschmutzung
- Alter, Geschlecht, Gewicht, Hauttyp, gesundheitliche Situation

Wirkung von Vitamin D im menschlichen Organismus

Vitamin D kontrolliert mehr als 3.000 Gene und hat damit einen tiefen Einfluss auf die Funktion von Zellen, Organen und ganzen Systemen. Die Auswirkungen von Vitamin D zeigen sich im ganzen Körper und in der Psyche.

Vitamin D Rezeptoren – Andockstationen

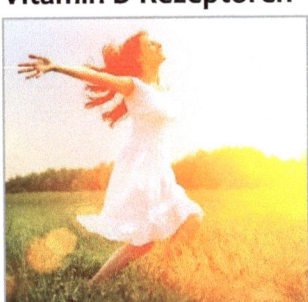

Durch Sonneneinstrahlung bildet unsere Haut 25-OH-Calcidiol, die inaktive Form des Vitamin D. Daraus wird in der Niere die aktive Form 1,25-OH-Calcitriol gebildet, welches für die vielfältigen Vitamin D–Wirkungen in der Zelle verantwortlich ist. Um in die Zelle zu gelangen, koppelt Calcitriol zuerst an einen Vitamin D-Rezeptor (VDR) an. Dieser Rezeptor ist somit aktiviert und löst weitere zahlreiche Prozesse und Regulationsmechanismen aus, unter anderem die Steuerung unserer DNS.

Zwei Ärzte an der Indira Gandhi Open University, Ahmedabad, Indien, beschreiben detailliert die Aktivitäten des Vitamin D-Rezeptors (VDR) als Bindungsprotein. Der Rezeptor bindet Vitamin D an „Gene und reguliert die Synthese zahlreicher Proteine, Enzyme und Neurotransmitter, die wiederum zahlreiche körperliche Prozesse kontrollieren und beeinflussen". (10) Der Vitamin D-Rezeptor beeinflusst signifikant auch Gene, die mit Krebs und Autoimmunkrankheiten assoziiert sind. (11)

Vitamin D-Rezeptoren finden sich im ganzen Körper auf nahezu jeder einzelnen der 700 Milliarden Zellen, vom Sperma bis zu den Mitochondrien. (12)

Hier sind einige Beispiele:
- Augen (13)
- Bauchspeicheldrüse (14)
- Brustgewebe (15)
- Fettgewebe (10)
- Gehirn (12)
- Immunsystem (16)
- Haut (17) und Muskel (18)
- Knochen (19)
- Leber (20) und Nieren (10)
- Schilddrüse und Keimdrüsen (21)
- Nervensystem (22)
- Prostata (23)
- DNS (24)

Die Brücke von Gesundsein und Nicht-Gesundsein

Der Mensch besteht aus Körper, Seele und Geist. Er strebt von Natur aus nach Eins-, Gesund- und Heilsein. Gesundheit ist individuell und wird durch einen Zustand definiert, der die Harmonie und Funktionalität des ganzen Menschen wiederspiegelt.

Verstehen wir das folgende Grundprinzip von Gesundsein und Nicht-Gesundsein, dann ist es ein Kinderspiel die unermessliche Wirkung von Vitamin D und Blu Room zu erkennen. Die „Brücke" von optimaler, kohärenter Lebensmatrix in die individuell geprägte inkohärente Matrix baut sich klar vor uns auf.

Wie wir bereits bei der Zweiteilung der DNS Matrix sahen, agieren alle Körpersysteme gemäß einer lebenswichtigen Doppelmatrix. Grundsätzlich werden wir mit allen autonomen Systemen in optimaler Ordnung geboren. Doch Seite an Seite mit der optimalen, unveränderbaren Lebensmatrix bestimmt die individuelle, veränderbare Matrix unser Leben. Individuelle Ereignisse, genetische Muster, Erfahrungen in Kriegen, Hungersnöten,

Ein Photon ist das kleinste Lichtquant.

Biophotonen durchdringen Zellschichten verlustfrei.

Biophotonen bauen ein kohärentes lebendiges Ordnungsfeld

Erziehung, Umwelt, Ernährung, Gesellschaftsbewusstsein und eigenes Denken beeinflusst diesen individuellen Aspekt. Sind wir gestresst, reagiert die Nebenniere mit Ausstoß von Stresshormonen. Diese stören wiederum den geordneten Ablauf innerhalb des Systems. Gesundheitliche Störungen bauen sich langsam auf.

Das System ist in Unordnung, basierend auf Lichtmangel. Vitamin D ist wie eine Photonenkapsel. Dort, wo sie ankommt sorgt sie für Ordnung. Die Zelle wird mittels Photonen zur Ordnung, Reparatur und korrekten Aufbau angeregt.

Viele Doppelblind-, Placebo kontrollierte Studien weltweit weisen einen schweren Vitamin D-Mangel als Mitauslöser einer Erkrankung aus.

Diese Graphik aus dem Jahr 2013 gibt uns einen guten Überblick. Sie zeigt die Beziehung zwischen Vitamin D-Spiegel versus Erkrankung - Grassroots Health Juni 2013

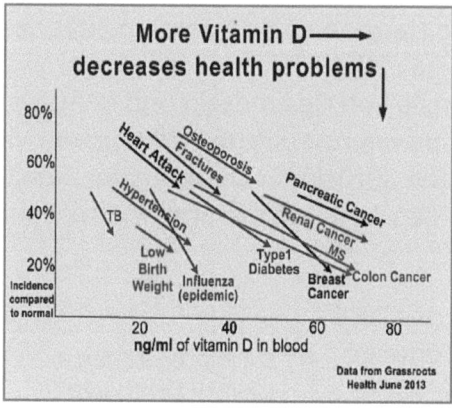

Bauchspeicheldrüsenkrebs
Brustkrebs
Knochenbrüche
Geringes Geburtsgewicht
Schwangerschaftsvergiftung
Grippe-Epidemie
Nierenkrebs, Darmkrebs
Osteoporose, Diabetes Typ 1
Multiple Sklerose
Bluthochdruck
Schlaganfall, Herzinfarkt
Tuberkulose, Asthma
Bluthochdruck

Quelle: www.grassrootshealth.net

Immunsystem und der Photonenträger Vitamin D

Das Immunsystem funktioniert wie eine mobile Einsatztruppe und besteht aus einem Netzwerk von Zellen, Geweben und Organen. Es kontrolliert körpereigene Vorgänge und schützt den Körper gegen Krankheitserreger in seiner Wechselwirkung mit der Umwelt.

> *Das Immunsystem operiert analog den DNS – Typen mit seiner autonomen, als auch seiner individuell genetisch geprägten Matrix. Die Medizin spricht von*
> - *autonomen, angeborenen Immunsystem und dem*
> - *erworbenen, adaptiven Immunsystem.*

Geboren werden wir mit allen Fähigkeiten des autonomen Immunsystems. Die erworbene, spezialisierte Immunabwehr entwickelt sich erst im Laufe des individuellen Lebens und reagiert auf persönliche Erfahrungen wie kritische Lebensereignisse, Gefühle und Handlungen.
Beide Systeme sind in ihrer Arbeitsweise eng miteinander verzahnt und übernehmen dennoch unterschiedliche Aufgaben.

Es sind die individuellen Aspekte eines Menschen (Phänotyp), die zu Störungen im Immunsystem führen, zu Lichtmangel und Inkohärenz. Fehlt Ordnung, so fehlt der Licht- oder Photonenträger in Form von Vitamin D im Körper.

Einige Erkrankungen zeigen uns das deutlich. (siehe auch *Blu Room – Zukunft hautnah erleben* (1))

Asthma Attacken und Vitamin D

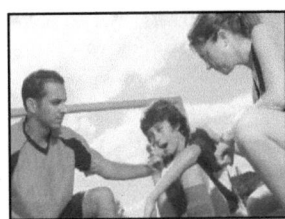 Asthma ist eine stark verbreitete Krankheit. Sie betrifft etwa 300 Millionen Menschen weltweit. Die typischen Symptome sind ein pfeifendes Atemgeräusch, Kurzatmigkeit, Engegefühl in der Brust und Husten. Der enorme Einfluss von Vitamin D wirkt im angeborenen und erworbenen Immunsystem.

Queen Mary University of London veröffentlichte 2016 eine Studie. Der leitende Professor, Adrian Martineau vom Asthma UK Center für angewandte Forschung konnte klar nachweisen, dass „eine orale Vitamin D-Einnahme zusätzlich zu Standard-Asthma Medikamenten schwere Asthma-Anfälle deutlich reduzierte." (25)

Schutz vor Grippe mit Vitamin D – bei Jung und Alt

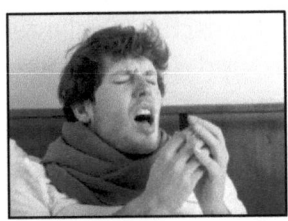 Die jährliche Grippe-Saison beginnt gewöhnlich mit dem Abnehmen der Sonnenintensität. In den lichtschwachen Monaten verbringen die Menschen ihre Zeit vermehrt in geschlossenen Räumen. Weniger Sonnenlicht bedeutet weniger Vitamin D. Nicht das Virus verursacht eine Grippe, sondern ein durch starken Vitamin D-Mangel geschwächtes Immunsystem.
Vitamin D steuert besonders die angeborene Immunabwehr und nimmt hier sogar eine zentrale Rolle ein.

Eine im Jahr 2006 veröffentlichte Studie zeigt, dass 90 % der Teilnehmer mit ausreichender Vitamin D-Versorgung von der Grippe verschont blieben. (26) 30 % der Teilnehmer mit niedrigen Vitamin D-Spiegeln erlitten eine Erkältung. (27)
Ausreichende Vitamin D-Spiegel können den Schutz älterer Menschen vor Influenza-Erkrankungen nach Grippeimpfung verbessern. (28)

Die japanischen Forscher folgerten, dass „zusätzliche Vitamin D-Aufnahme das Risiko einer Influenza-Infektion effektiver senkt, als Impfstoffe oder antivirale Medikamente". Das Ergebnis ist 2010 im *American Journal of Clinical Nutrition* veröffentlicht. (29)

Neurodermitis und Vitamin D

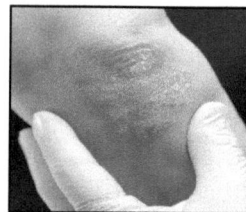

Das als Vitamin D3 bekannte Cholecalciferol beeinflusst viele Reaktionen des menschlichen Körpers. Die Haut kann sehr sensibel auf Vitamin D-Mangel reagieren und mit Ekzembildung wie Neurodermitis oder atopische Dermatose antworten. Die Symptome verschlechtern sich oft im Winter.

„Eine gesunde Haut produziert antimikrobielle Peptide als Abwehr von Viren und Bakterien. Bei Patienten mit entzündlichen Hauterkrankungen wie Schuppenflechte (Psoriasis) oder Neurodermitis (atopische Dermatitis) ist die natürliche Balance dieser Peptide gestört", sagt Privat-Dozent Dr. Jürgen Schauber von der Dermatologischen Klinik des Klinikums der Universität München. (30) Zusammen mit finnischen Kollegen stellte er fest: „Bestrahlt man die Haut von Psoriasis- und Neurodermitis-Patienten mit ultraviolettem Licht, wird eine Unterversorgung mit Vitamin D korrigiert". Das Vitamin D wiederum verändert die Aktivität des Cathelicidin und vermutlich auch anderer antimikrobieller Peptide. (31)

Sklerodermie, Psoriasis in Verbindung mit Vitamin D und UVB

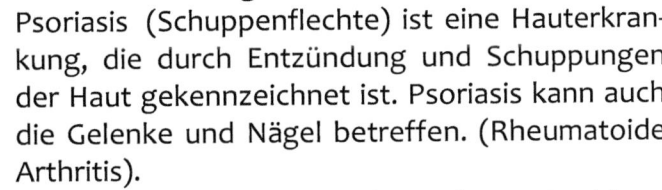

Psoriasis (Schuppenflechte) ist eine Hauterkrankung, die durch Entzündung und Schuppungen der Haut gekennzeichnet ist. Psoriasis kann auch die Gelenke und Nägel betreffen. (Rheumatoide Arthritis).

Nach der Entdeckung der ultravioletten Strahlung begann Dr. Niels Ryberg Finsen im Jahr 1896 alle Arten von Hauterkrankungen mit UV-Strahlung zu behandeln. Die Strahlen töten krankheitserregende Mikroorganismen. Zur gleichen Zeit produziert die Haut Vitamin D. So erhöht sich die Immunität im menschlichen Körper. „Vollständige Heilungen wurden in 80% der Fälle gemeldet." (32) Finsen bekam für seine außergewöhnlichen Leistungen den Nobelpreis 1903.

Im Rahmen einer 1986 durchgeführten Studie erhielten Patienten mit Psoriasis sowohl eine orale Gabe von Vitamin D, als auch eine direkte Behandlung der befallenen Stellen mit Vitamin D-haltigem Öl. Verbesserungen wurden am Ende der Studie, nach acht Wochen bei 76% der Patienten festgestellt. (32)

Ähnliche Studienergebnisse im Bereich Immunsystem und Vitamin D bei: Infektionskrankheiten aller Prägung, Autoimmunerkrankungen, Allergien sowie bei angeborener oder erworbener Immunschwäche. (33)

Radioaktive Schäden drastisch reduziert durch Vitamin D

Im Jahr 2010 bestätigte die Saarländische Gruppe von Prof W. Tilgen und Jörg Reichrath von der Universität Homburg / Saar in einem Zellexperiment den Schutz der Hautzellen durch Calcitriol. Dieses schützt die Hautzellen vor Schäden durch ionisierende Strahlung. (34)

Während der Atombomben-Tests im Südpazifik (Bikini-Atoll) waren die dort lebenden Menschen stärker der Strahlung ausgesetzt als die beobachtenden Soldaten auf den Schiffen, die aus den USA und Großbritannien stammten. Jedoch entwickelte sich Leukämie, als Folge von Strahlenüberdosis vorrangig bei den Soldaten. Die Menschen der Südsee bekamen selten diese Art von Krebs. (35)

Weichmacher verändern die aktive Form des Vitamin D

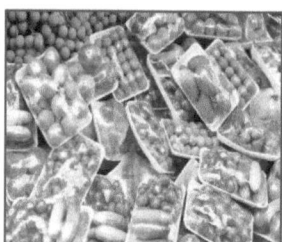 Die Endokrine Gesellschaft, mit ihrem Sitz in Washington, D.C., USA veröffentlichte im September 2016 erstmalig in ihrem Magazin *Journal of Clinical Endocrinology & Metabolism* eine Studie über die Wirkung von Bisphenol A (BPA) und anderen endokrin-störenden Chemikalien, auch Phthalate genannt.

Es ist der Nachweis erbracht, dass diese Stoffe den Vitamin D-Gehalt im Blut verringern. (36)

Selbst in frischem Treibhausobst und in Trinkwasser konnte BPA gefunden werden. Das meiste BPA nimmt man über Lebensmittel auf, vor allem durch Kunststoffe von Trinkflaschen, Vorratsdosen, Folienverpackungen, Körperpflege-Produkten, Kinder-Produkten und medizinischen Schläuchen.

In mehr als 1.300 Studien zeigten sich gesundheitliche Probleme, einschließlich Unfruchtbarkeit, Fettleibigkeit, Diabetes, neurologische Probleme und hormonbedingte Krebserkrankungen. „Fast jeder Mensch auf dem Planeten ist BPA und einer anderen Klasse von endokrin-störenden Chemikalien ausgesetzt. Das kann durch die dadurch verursachte Reduktion von Vitamin D zu weit verbreiteten Auswirkungen auf die öffentliche Gesundheit führen" sagt der führende Autor Lauren Johns, MPH, ein Doktorand an der University of Michigan School of Public Health in Ann Arbor, MI. (37)

Nervensystem und der Photonenträger Vitamin D

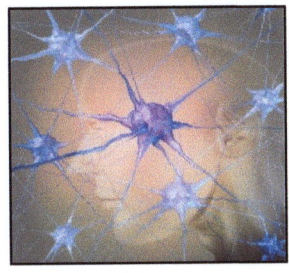 Unser Körper ist eine komplexe und sensible In-
formationsgemeinschaft mit dem Nervensystem
als hochspezialisiertes Netzwerk. Eine Nervenzelle oder ein Neuron ist eine auf Erregungslei-
tung und Erregungsübertragung spezialisierte
Zelle. Ihre Aufgabe dient der Kommunikation
und Bearbeitung von Signalen zwischen Zellen,
Organen und Körperteilen. Das Nervensystem
erlaubt uns, die Welt um uns herum wahrzunehmen, zu begreifen und
zu reagieren.

Seit Jahrtausenden reagiert der Mensch bei einer akuten Bedrohung gemäß zweier Ur-Reaktionen: Kampf oder Flucht. Der Mensch muss sich
schnellstmöglich einer plötzlich auftauchenden Gefahrensituation anpassen.
Der Sympathikus regelt die Stressreaktion des Körpers und wird bei erhöhter körperlicher und psychischer Belastung aktiviert. Der Parasympa-
thikus regelt die Energiespeicherung und die Verdauung. Er beeinflusst
das Herz in Richtung Ruhefrequenz und regt mittels Gefäßerweiterung
die Durchblutung der Peripherie und der Eingeweide an. Letztlich ist es
immer eine Wechselwirkung zwischen individuellen genetischen Fakto-
ren und der Umwelt.

Alle Störungen des Nervensystems kommen aus den individuellen Aspekten der Systeme, sind also individuell verursacht. Jegliche Störung
des Nervensystems ist eine Störung der optimalen Ordnung. Lichtmangel führt ursächlich dazu.

> *Das Nervensystem operiert analog den DNS-Typen mit seiner autonomen als auch*
> *in seiner individuell genetisch geprägten Matrix. Die Medizin spricht von*
> - *autonomen, unveränderbaren Nervensystem und dem*
> - *somatischen oder vegetativen, veränderbaren Nervensystem.*

Wirkung von Vitamin D als Photonenträger im Nervensystem

- verhindert oxidative Schäden an Nervengewebe und erhöht Glutathion-Spiegel. (38)
- unterstützt die Entgiftung und die korrekte Bildung und Aufrechterhaltung neuronaler Verbindungen.
- kontrolliert den Zellzyklus von Nervenzellen und die Neuroplastizität. (39)
- beeinflusst die Synthese von Neurotransmittern und unterstützt die Zell-zu-Zell-Kommunikation.
- kontrolliert die Bildung von wichtigen Antioxidantien und beeinflusst die Entgiftung des Gehirns.
- regelt die Expression von über 2.000 Genen. (40)
- unterstützt die intrazelluläre Calciumhomöostase,
- aktiviert die Remyelinisierung. (39) Als Remyelisierung bezeichnet man die Wiederherstellung der Myelinscheide von Nervenfasern nach Schädigungen.

Depression und Vitamin D

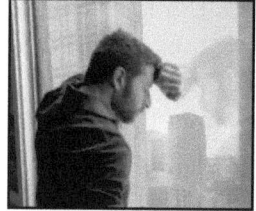

Depressionen zählen heute zu den häufigsten und gleichzeitig schwersten und folgenreichsten psychischen Erkrankungen. Viele mögliche Ursachen wie genetische Veranlagung, neurobiologische Störungen, bestimmte Entwicklungs- und Persönlichkeitsfaktoren, stressige Lebensereignisse, Medikamente, Giftstoffe wie Glysophat und gesundheitliche Probleme führen zur Depression.

Depressive Menschen weisen oft einen extrem niedrigen Vitamin D-Wert auf. (41) Die Verbindung zwischen Vitamin D-Spiegel und Depressionen wurde von Forschern der Abteilung für Psychiatrie und Verhaltensneurowissenschaften am St. Josephs Hospital in Hamilton, Provinz Ontario, Kanada, bestätigt. (196)

Je ausgeprägter der Vitamin D-Mangel ist, umso stärker sind die Symptome der Depression. (42)

Stimmungsschwankungen in der Schwangerschaft und Vitamin D

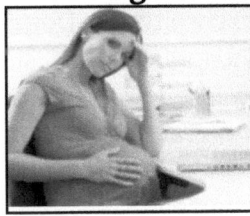 Starke Stimmungsschwankungen in der Schwangerschaft und nach der Entbindung sind häufig. Etwa zwölf Prozent der werdenden Mütter entwickeln eine manifeste Depression. Die Hälfte der Frauen, die unter starken Depressionen während der Schwangerschaft leiden, rutscht nach der Geburt in eine Wochenbettdepression.

Iranische Ärzte untersuchten die Korrelation zwischen niedriger Serum-Vitamin D-Konzentration und vorgeburtlicher Depression. Die im Jahr 2016 veröffentlichte Studie zeigte, dass „eine Einnahme von 2.000 I.E. Vitamin D3 täglich während der späten Schwangerschaft effektiv Kindbett-Depressionen verhinderte." (43)

Autismus und Vitamin D

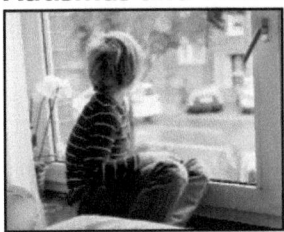 Autismus, dessen eine Variante das Asperger Syndrom ist, wird zu den tiefgreifenden Entwicklungsstörungen gerechnet. Komplexe Störungen des zentralen Nervensystems liegen zugrunde – insbesondere im Bereich der Wahrnehmungsverarbeitung.

Vitamin D spielt eine wesentliche Rolle bei der neuronalen Entwicklung und Genregulation. Mehr als 3.000 Gene enthalten Vitamin D-Rezeptoren.

Eine randomisierte und kontrollierte Doppelblind Studie mit 109 Autisten Kindern im Alter von drei bis zehn Jahren sollte 2016 Klarheit in die Beziehung Autismus zu Vitamin D-Mangel bringen. Die an der Studie beteiligten Ärzte folgerten: "Kinder mit Vitamin D-Supplementierung entwickelten ein höheres kognitives Bewusstsein und deutlich bessere soziale Reife als Kinder in der Placebogruppe." (44)

Morbus Parkinson und Vitamin D

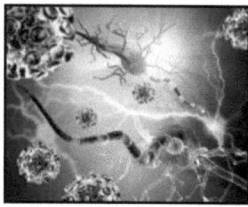
Parkinson ist eine langsam fortschreitende Degeneration des Nervensystems. Ausgelöst wird sie durch das Absterben von Zellen in einem Bereich des Mittelhirn, der Substantia nigra. Die Hauptsymptome sind Muskelzittern und verlangsamte Bewegungen bis hin zur Muskelstarre.

Eine Studie aus dem Jahr 2016 zeigt niedrigere Vitamin D-Werte bei Parkinson-Patienten im Vergleich zu gesunden Personen gleichen Alters. (45) Wissenschaftler konnten im Bereich der Substantia nigra, der Dopamin-reichen Region die größte Exprimierung von Vitamin D-Rezeptoren feststellen. Sie gehen davon aus, dass dies die neuroprotektive Rolle von Vitamin D für mehrere Gehirnstörungen, einschließlich Morbus Parkinson und Alzheimer, erklärt. (46)

Dr. Nicolai Worms schreibt in seinem Buch: *Heilkraft Vitamin D*: „Solche degenerativen Erkrankungen haben immer mehrere Ursachen. An einem Vitamin D-Mangel allein kann es nicht liegen. Vielmehr ist Vitamin D offenbar ein Cofaktor, ein Mitverantwortlicher bei der Entstehung der zugrunde liegenden Störung". (47)

Morbus Alzheimer, Demenz und Vitamin D

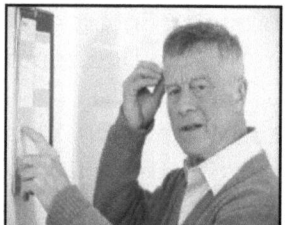
Demenz ist ein allgemeiner Begriff für eine erworbene Beeinträchtigung der geistigen Leistungsfähigkeit, die Gedächtnis, Sprache, Orientierung, soziales Verhalten und Urteilsvermögen einschränkt.

Spiegel schreibt in einem Artikel aus dem Jahr 2014: „Je weniger Vitamin D ältere Menschen im Blut haben, desto häufiger erkranken sie an einer Demenz. Eine aktuelle Studie aus den USA zeigt diesen Zusammenhang. In Deutschland sind etwa 60 Prozent älterer Menschen vom Vitamin D-Mangel betroffen." (48)

Epileptische Anfälle und Vitamin D

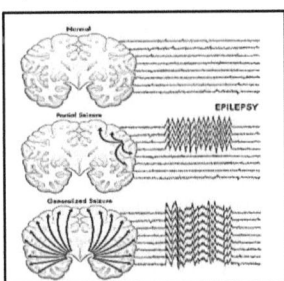

Bei einem epileptischen Anfall handelt es sich um eine anfallsartige Funktionsstörung des Gehirns durch eine gleichzeitige exzessive Entladung von Nervenzellen (Neuronen).

Ungarische Forscher am *National Institute for Medical Rehabilitation*, Budapest zeigten eine Verbindung zwischen Vitamin D und Epilepsie. „Übereinstimmende Beweise deuten auf eine Rolle von Vitamin D-Mangel in der Pathophysiologie der Epilepsie hin." (49)

Eine im Jahr 2012 durchgeführte Pilotstudie kommt zu dem Ergebnis: „Wir fanden, dass die Anfall-Zahlen signifikant mit einer Vitamin D-Supplementierung abnahmen. Die durchschnittliche Krampfanpassung betrug 40 %. Wir schließen daraus, dass die Normalisierung des Serum-Vitamin-25 (OH)-D-Niveaus eine antikonvulsive Wirkung hat." (50)

Multiple Sklerose und Vitamin D

Es gibt eine sehr spezifische geografische Verteilung dieser Krankheit auf der ganzen Welt. Eine deutlich höhere Inzidenz der Erkrankung findet sich in den nördlichsten Breiten und den südlichsten Breiten. Erstmals wurde die Theorie in den 70er Jahren aufgestellt. (51) Heute existieren zahlreiche Belege für diese Theorie. Ausgangspunkt war dabei die Beobachtung, dass sich die Häufigkeit der MS-Erkrankungen entlang des Breitengrades und UV-Indexes verteilt. Je weiter der Äquator entfernt ist, desto höher ist das Risiko von MS. Sonnenlicht ist die effizienteste Quelle des Körpers für Vitamin D – was darauf hindeutet, dass Sonneneinstrahlung Schutz vor MS bieten kann. (52) Auch saisonal nimmt die Häufigkeit von Neuerkrankungen und Schüben in der dunklen Jahreszeit zu.

Die geografische Verteilung von MS fiel in den fischreichen Gegenden besonders niedrig aus. Eine Migration aus nördlichen in südlichere Gebiete vermindert das Risiko an Multipler Sklerose zu erkranken. (53)

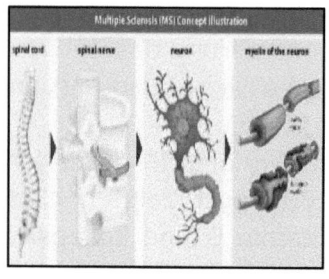

Multiple Sklerose ist eine chronisch-entzündliche Erkrankung des zentralen Nervensystems, bei der das Mark der Nervenfortsätze zerstört wird. Die Myelinscheiden werden ruiniert.

Vitamin D regelt die Remyelinisierung. Es fördert die Entwicklung von neuralen Stammzellen zu Oligodendrozyten. Oligodendrozyten sind die spezialisierten Zellen, die die Myelinscheide aufbauen.

Eine Studie der Universität Maastricht in den Niederlanden legt nahe, dass die „Häufigkeit, das Fortschreiten und die Schwere der MS-Symptome mit einer Erhöhung der Vitamin D-Supplementierung verringert werden können." (54)

Die Ergebnisse einer im Jahr 2015 im *Journal of Neurology* veröffentlichten Studie kamen nicht überraschend.

„Niedrige Serum 25-Hydroxyvitamin D (25 [OH] D) - Spiegel sind mit einem erhöhten Risiko von MS sowie mit erhöhter Aktivität der Krankheit in frühen Stadien der MS verbunden." Die Studie umfasste 1.482 Patienten aus 26 Ländern. Die Schlussfolgerungen deuten darauf hin, „dass adäquate Vitamin D-Spiegel ein wichtiger beeinflussender Faktor für die MS-Aktivität nicht nur während der Krankheitsentwicklung sein kann. Dies gilt auch für die Jahre danach. (55) „In ihrer Analyse wiesen die Forscher eine signifikante Assoziation zwischen Vitamin D-Spiegeln und dem Risiko MS zu entwickeln nach. Eine Zunahme um 50 nmol /l (20ng/ml) Vitamin D war in dieser Untersuchung mit einem 37 % geringeren Risiko für MS verbunden." (56)

Vitamin D stimuliert Wachstum der grauen Gehirnsubstanz

Die graue Substanz ist ein wichtiger Bestandteil des Zentralnervensystems und bestimmt maßgeblich dessen Funktionen. Mit der grauen Substanz werden besonders die Intelligenzleistungen des Gehirns in Zusammenhang gebracht. Allerdings steuert sie neben der Intelligenz sämtliche Wahrnehmungsprozesse und motorischen Leistungen des Menschen. (57) Die graue Substanz ist in allen Teilen des Zentralnervensystems vorhanden. Das gilt gleichermaßen für Gehirn, Rückenmark und Nervenbahnen.

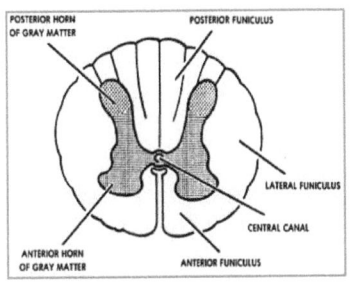

Forscher untersuchten 2015 die Beziehung zwischen Vitamin D-Status und graue Substanz und gingen der Frage nach, in wieweit Vitamin D eine neuroprotektive Wirkung für MS-Patienten zeigt.

Vitamin D council berichtet über diese Studie und schreibt. „Ein Vitamin D-Status ist positiv mit dem Volumen von grauer Gehirnmaterie bei Patienten mit Multipler Sklerose assoziiert. Graue Materie ist verantwortlich für die Verarbeitung von Informationen im Gehirn. Eine Volumenverringerung der grauen Gehirnsubstanz spiegelt die Neurodegeneration und die Behinderung bei Patienten mit MS wider." (58)

im Jahr 2016 bestätigten Forscher „bei 65 Patienten zeigte sich mit einer Erhöhung des Vitamin D-Spiegels um 10 ng/ml Anstieg ein Anstieg des grauen Stoffvolumens um 7,8 ml. Ein niedriger Vitamin D-Status war mit einer 44%igen Zunahme neuer Hirnläsionen und einem Rückfall innerhalb eines Jahres verbunden." (59)

Quelle: www.indiana.edu

Ähnliche Studienergebnisse bei:
Polineuropathie, Progressive Muskeldystrophie, Fibromyalgie, Lähmungserscheinungen, Legasthenie, Migräne, ADHS, Skoliose und mehr.
Siehe auch *Blu Room – Zukunft hautnah erleben.* (33)

Stoffwechsel und der Photonenträger Vitamin D

Energiebildung ist eine der entscheidenden Aufgaben des Stoffwechsels. Ernährung ist der Schlüssel hierfür. Dabei wandelt der Organismus chemische Stoffe in Zwischenprodukte und in Endprodukte um. Diese biochemischen Vorgänge dienen dem Aufbau und Erhalt der Körpersubstanz sowie der Energiegewinnung für Aktivitäten und zur Aufrechterhaltung der Körperfunktionen.

Alle Stoffwechsel-Organe beteiligen sich an einem fest vorgegebenen Muster. Eines ist vom anderen abhängig. Doch alle sind für das Eine tätig, für das Ganze, für das Leben.

> Wie die DNS, das Immun- und Nervensystem so funktioniert auch der Stoffwechsel mit seiner autonomen, jedoch auch seiner individuell genetisch geprägten Matrix. Die Medizin spricht von
> - autonomen, unveränderbaren Stoffwechsel System und dem
> - psychischen, veränderbaren Stoffwechsel System.

An dem stoffwechselaktivsten Organ, der Leber sehen wir wie fließend das Autonome dem Psychischen die Arbeitsplattform bietet. Individuelle Lebenserfahrungen prägen das psychische Stoffwechselsystem.

Die Leber ermöglicht als Stratege im Körper durch Bereitstellung der Voraussetzungen die generellen Strukturaufgaben im Stoffwechsel. Wenn jedoch unerwartete äußere Einflüsse dazwischen funken, dann kann sie enttäuscht sein. Sie „ärgert" sich. Das „Sich-ärgern" oder „Ärger-machen" ist ein Thema von Leber und Galle. Unmerklich sind wir mitten in einem psychischen Stoffwechselprozess, ein Vorgang, der mit der eigenen individuellen Wahrnehmung und deren Reaktion darauf in Beziehung steht. Kritische Lebensereignisse, finanzielle oder juristische Desaster, psychische und körperliche Verletzungen und Erkrankungen, Trennungen/Scheidungen von geliebten Menschen, Arbeitsplatzverlust und Mobbing formen u.a. diese Prozesse. „Die Ereignisse sind nicht per se ausschlaggebend, sondern die subjektiv empfundene Verletzung, Verzweiflung, Hilflosigkeit oder das blanke Entsetzen und die Angst, die sie auslösen. Die „Viren" sind somit nicht die Ereignisse des Lebens selbst, sondern die selbstwertschädigenden, einengenden Gedanken, Gefühle, oder Handlungen, die sie auslösen". (60)

Alle Störungen des Stoffwechsels kommen aus den individuellen Aspekten der Systeme, also individuell hervorgerufen. Letztendlich ist das Stoffwechsel-Ordnungssystem gestört. Auf der Zellebene kommt es mangels Licht oder klarer ausgedrückt mangels Photonen zu einem gestörten Informations- und Kommunikationsfeld.

Knochengesundheit und Vitamin D und Calcium

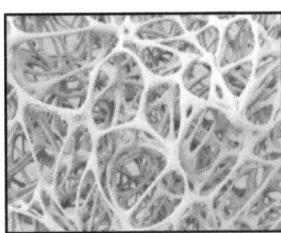 Der menschliche Körper umfasst zwischen 208 und 212 Knochen. Das Knochensystem ist lebendes Gewebe, das sich kontinuierlich auf- und abbaut. Die Lebensdauer der Knochenzellen liegt zwischen 15 und 35 Jahren.

Osteoporose ist eine Störung des Knochenstoffwechsels. Fehlt es den Knochenzellen an bestimmten Bausteinen, kommt es schleichend zu einem Verlust an Knochenmasse. „Osteoporose betrifft Männer und Frauen aller Rassen, weiße und asiatische Frauen. Das Risiko für Frauen vor den Wechseljahren an Osteoporose zu erkranken ist doppelt so hoch wie bei gleichaltrigen Männern". Zu diesem Schluss kommt die Studie der Mayo Clinic, USA (61)

Vitamin D ist essenziell für die Entwicklung und Erhaltung des Knochens, sowohl für seine Rolle bei der Unterstützung der Calciumabsorption aus der Nahrung im Darm, als auch für die Gewährleistung der richtigen Erneuerung und Mineralisierung von Knochengewebe. (62)

Vitamin D

- ist für die korrekte Erneuerung und Mineralisierung von Knochengewebe unerlässlich.
- kontrolliert die Phosphat- und Calciumspiegel indirekt im Blut,
- sorgt für ein konstantes Blut-Calcium-Niveau mit dem Nebenschilddrüsenhormon,
- ist verantwortlich für die Synthese von zwei Calcium-transportierenden Proteinen, Osteocalcin und Matrix-GLA-Protein. Diese Proteine sind für die richtige Knochenbildung unerlässlich.

Forscher einer drei-jährigen Placebo kontrollierten, randomisierten Doppelblind-Studie gingen der Frage nach welche Wirkungen eine Calcium- und Vitamin D Ergänzung auf die Knochendichte bei Männern und Frauen im Alter ab 65 Jahren erzielen. Nach Abschluss der Studie zeigten sich bei Teilnehmern, die Vitamin D und Calcium erhielten eine signifikant größere Veränderungen in einer Reihe biochemischer Vorgänge des Knochenstoffwechsels. „Substanziell positive Veränderungen wurden in der Knochenmineraldichte am Oberschenkelhals, der Wirbelsäule und dem Gesamtkörper gemessen." (63)

Weniger Knochenbrüche mit höheren Vitamin D-Werten

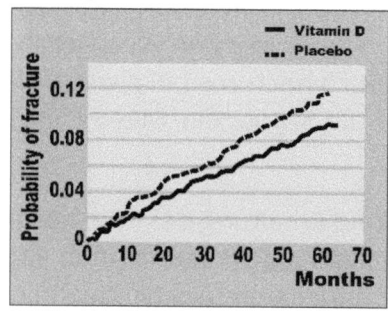

Vitamin D hilft nicht nur, den Knochenabbau zu verhindern, es trägt auch zur Prävention von Knochenbrüchen bei, indem es Muskeln und Nerven stärkt – ein wichtiges Element zur Sturzprophylaxe.

US-Forscher raten vor allem Athleten und älteren Menschen eine Vitamin D-Supplementierung als Prävention vor Knochenbrüchen.

„Wir empfehlen eine Serum-Vitamin D-Konzentration von mindestens 40 ng/ml für aktive Menschen mit mittleren oder höheren funktionalen Anforderungen, um Ermüdungsbrüche zu vermeiden", erklären die Au-

toren Dr. Jason R. Miller, Fuß- und Gelenkchirurg am Pennsylvania Orthopädie Center in Malvern, Pennsylvania, USA. *The Netherlands Journal of Medicine* veröffentlichte im März 2015 Studienergebnisse mit der Empfehlung: „Für eine effektive Fall- und Frakturverhütung wird von Experten oder Fachverbänden ein optimaler Wert von mindestens 40 ng/ml verlangt. Werte von 21 ng/ml Vitamin D3 und geringer sind unzureichend." (64)
Quelle: BMJ-Band 326, 1. März 2003

Übergewichtige und Vitamin D
Viele Menschen setzen gerade in den Wintermonaten Speck an, also dann, wenn die Sonne für Monate hinter grauen Wolken verschwindet und die Vitamin D-Spiegel schwächeln.

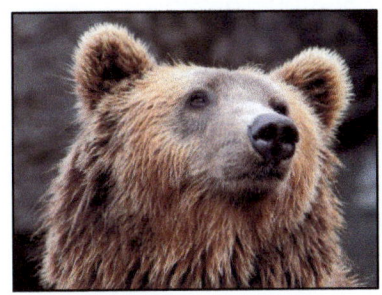

Der Braunbär streift den ganzen Sommer über in freier Natur bei sommerlicher Sonnenintensität umher. Das Sonnen Vitamin D bildet sich ständig neu und sorgt für ein aktives Bärenleben. Lässt die Sonne in ihrer Intensität nach beginnt der Bär, ausgelöst durch den niedriger werdenden Vitamin D-Spiegel sich auf den Winterschlaf vorzubereiten. Er legt 70 % an Körpergewicht zu.

Sobald die Sonnenintensität schwächer wird bereitet sich der Braunbär auf den Winterschlaf vor. Grizzlybären nehmen mehr als 100 Pfund vor dem Winterschlaf zu. Da ihre Zellen, im Gegensatz zu den Menschen weiterhin auf Insulin reagieren bekommen sie keine Typ-2-Diabetes oder andere Stoffwechselkrankheiten.

Es ist bekannt, dass Bären-Fettzellen tatsächlich je nach Saison auf Insulin reagieren. Im Sommer reagieren sie empfindlicher, wenn die Sonne am höchsten steht. Sobald der Bär mit dem Fettansatz beginnt werden die Zellen insulinresistent, die Zellen bilden Fett als Überlebensfaktor für den Winterschlaf. Wenn der Frühling kommt, steigt der Vitamin D-Level, ein normaler Stoffwechsel setzt ein und die Bären genießen den Sommer in einem aktiven Körper.

Der Amerikaner Jeff Bowles schreibt in seinem bemerkenswerten Buch: *Die wundersamen Auswirkungen extrem hoher Dosen von Vitamin D3* von einem ähnlichen Winterschlafsyndrom beim Menschen. Sinkt der Vitamin D-Spiegel, sinkt damit auch die Stimmung, depressive Gedanken machen sich breit und der Körper verlangt nach fett- und kohlenhydratreicher Kost. Studien zeigen, dass Übergewichtige und Menschen mit Neigung zur Depression einen sehr niedrigen D3-Spiegel haben. Übergewichtige können außerdem das in der Haut erzeugte Vitamin D3 viel weniger nutzen als schlanke Personen. (65)

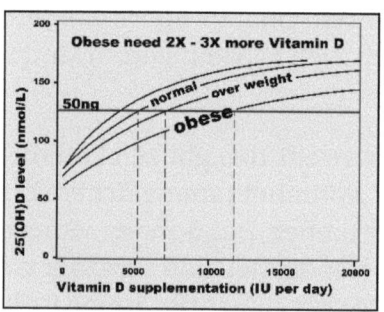

Adipositas oder Fettleibigkeit ist eine chronische Erkrankung, die mit einer übermäßigen Ansammlung von Fettgewebe im Körper einhergeht.

Eine Studie aus dem Jahr 2014 verdeutlicht die Beziehung zwischen Körpergewicht und Vitamin D-Supplementierung. Je höher das Körpergewicht, desto höher ist die erforderliche Vitamin D-Supplementierung. (66) Quelle: vitaminwiki.com

Testet man den Vitamin D-Wert bei übergewichtigen Personen, so fallen die niedrigen Werte auf. Vor allem übergewichtige Kinder haben einen mangelhaft niedrigen Vitamin D-Spiegel.

Die *Clinical Practice Guidelines* der Endocrine Society empfehlen Ärzten, übergewichtigen Personen zwei bis dreimal mehr Vitamin D zu geben als Normalgewichtigen. „Dies ist auf eine verminderte Bioverfügbarkeit von Vitamin D bei Fettleibigkeit zurückzuführen." (67)

Übergewicht ist oft verbunden mit wenig Selbstanerkennung, Selbstliebe und Neigung zur Depression. Vitamin D oder UVB-Bestrahlung wirken aufhellend auf die Psyche. Eine gewichtsreduzierende Maßnahme ist chancenreicher nach und mit einer ausreichenden Vitamin D-Supplementierung.

Diabetes und Vitamin D
Der Diabetes mellitus, auch als ‚Zuckerkrankheit' bekannt, ist eine chronische Stoffwechselerkrankung, die sich in einem erhöhten Blutzuckerspiegel äußert.
Es gibt eine Fülle beweiskräftiger Studien, dass Vitamin D den Blutzuckerstoffwechsel bei Personen mit Diabetes stabilisiert. Im Muskel, in der Leber, an den Betazellen des Pankreas und den insulinproduzierenden Zellen konnten Forscher die Wirkung nachweisen. Vitamin D reguliert eine überschießende Insulinsekretion bei Insulinresistenz. (68)

Vitamin D im Stoffwechsel System
- aktiviert 1α-Hydroxylase-Enzym im Pankreas, (69)
- erhöht die Insulinsensitivität durch die Wirkung auf die Muskelzellrezeptoren, (70)
- stärkt die Zell-zu-Zell-Kommunikation und reguliert somit den Blutzucker bei Typ-1-Diabetes, (71)
- schützt vor irreversiblen Defekten bei Inselzellen, Insulinresistenz und damit zusammenhängenden Defekten. (69)
- Vitamin D-Mangel beeinflusst den Glukosestoffwechsel und ist für Diabetiker wichtiger als reine Gewichtsabnahme.

Im Jahr 2011 veröffentlichte *Nature Reviews Immunology* eine zusammenfassende Darstellung der Modulation des Immunsystems durch UV-Strahlung. Das Ergebnis zeigte deutlich den Zusammenhang von Vitamin D-Mangel bei Insulinresistenz und arterieller Verhärtung. „Die beiden Risikofaktoren Vitamin D-Mangel und Diabetes verdoppeln das relative Risiko, Herz-Kreislauferkrankungen zu entwickeln. Selbst die Sterblichkeitsrate ist bei Personen mit Diabetes und Vitamin D-Mangel höher." (72)

Cholesterin und Vitamin D

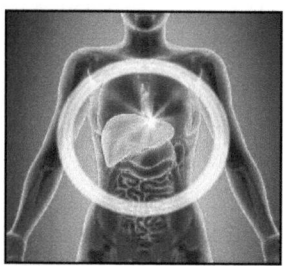 Cholesterin ist eine lebenswichtige Substanz. Es sorgt für eine flexible Zellmembran und erleichtert Stoffwechselvorgänge im Gehirn. Es ist an der Bildung von Vitamin D und bestimmten Hormonen maßgeblich beteiligt. Da Cholesterin ein Vorläufer für Vitamin D ist, hindert die Hemmung der Synthese von Cholesterin (z. B. durch Cholesterin Hemmer) auch die Synthese von Vitamin D. Auch zur Vitamin D-Synthese durch Sonnenlicht ist Cholesterin unerlässlich. (73)

Forscher um Pamela Lindsey fanden im Jahr 2013 einen Zusammenhang zwischen der Einnahme von Calcium und Vitamin D. Sie berichten von verbessertem Cholesterinspiegel bei fettleibigen Frauen in den Wechseljahren durch die Einnahme dieser beiden Nahrungsergänzungen. (74)

In einer Studie von Cutillas-Marco E. et al. stellten weitere Wissenschaftler einen Zusammenhang zwischen Vitamin D und Cholesterin fest. Sie schlussfolgerten, dass „ein höherer Vitamin D-Spiegel den Wert des Cholesterol im Blut vermindert und das Risiko für eine Herz- und Kreislauf-Erkrankung senkt." Bei hohen Cholesterinwerten waren die Spuren an Vitamin D im Serum geringer. (75)

Umfangreiche weitere Studien auf dem Gebiet Stoffwechsel und Vitamin D kommen zu analogen Ergebnissen:
Metabolisches Syndrom, Morbus Crohn, Arthritis, Paradontitis, Schilddrüsenstörungen, Gicht, Rheuma und mehr. (33)

Herz- Kreislauf-System und der Photonenträger Vitamin D

Sind mehrere Systeme in Unordnung geraten, reagiert ein Körper individuell unterschiedlich. An Herz und Kreislauf könnte sich diese Störung niederschlagen.

Alle Störungen des Herz- und Kreislauf-Systems kommen aus den individuellen Aspekten der Systeme, sind also individuell hervorgerufen. Auf der Zellebene kommt es mangels Licht oder klarer ausgedrückt mangels Photonen zu einem gestörten Informations- und Kommunikationsfeld.

Zahlreiche Hinweise auf eine besondere Vitamin D Schutzfunktion

- Vitamin D ist mit kardiovaskulären Krankheitsfaktoren assoziiert.
- Vitamin D ist an der Regulierung von Blutdruck, (z.B. bei Hypertonie) beteiligt.
- Vitamin D wirkt gegen chronische Entzündungen.
- Vitamin D schützt Gefäße und Herzmuskel auf direktem Weg.

Eine umfangreiche Studienanalyse, veröffentlicht in der *ÄrzteZeitung* im Jahr 2012, kommt zu dem Ergebnis, „dass ein niedriger Vitamin D-Spiegel die Gefahr erhöht, eine Koronare Herzerkrankung oder einen Herzinfarkt zu bekommen." (76) Nicht überraschend ist der Knochenverlust bei kongestiver Herzinsuffizienz. (77)

Hoher Blutdruck und Vitamin D

Ein wesentlicher Risikofaktor für kardiovaskuläre Erkrankungen ist der Bluthochdruck, die Hypertonie.

In einer Doppelblindstudie stellten dänische Forscher den Zusammenhang zwischen der kardiovaskulären Mortalität von Hypertonikern, dem Vitamin D und dem Bluthochdruck her. Die Resultate der Beobachtungs-Studie lassen darauf schließen, dass ein niedriger Vitamin D-Spiegel bestimmte Herzkrankheiten mit-verursacht. Die *ÄrzteZeitung* berichtete am 14.5.2012 über diese NHANES Studie und kommentiert: „Hypertoniker senkten signifikant ihren zentralen Blutdruck, wenn sie in den Wintermonaten Vitamin D substituierten." (78)

Das Sterblichkeitsrisiko verringert mit Vitamin D

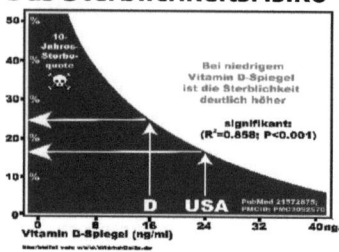

Vitamin D-Mangel ist nicht nur ursächlich an Herz-Kreislauf-Erkrankungen beteiligt, sondern erhöht auch die Gefahr an dieser Erkrankung frühzeitig zu sterben.

Eine Metaanalyse mit 6.853 Patienten mit Herz-Kreislauf-Erkrankung zeigte, „dass das Sterblichkeitsrisiko um 14 % durch die Erhöhung der 25 (OH) D-Spiegel sinkt." (79) Es liegen weitere Studien mit ähnlichem Ergebnis vor. (80)

Die Wissenschaftler rund um Prof. Dr. Karin Amrein, Klinische Abteilung für Endokrinologie und Stoffwechsel der Medizinischen Universität Graz, machten eine erstaunliche Entdeckung. „Schwerkranke Patienten, die zu Studienbeginn einen stark erniedrigten Vitamin D-Spiegel aufwiesen und mit dem hochdosierten Vitamin D3 behandelt wurden, hatten gegenüber der Kontrollgruppe eine deutlich geringere Sterblichkeitsrate."

Karin Amrein „Unsere Studie ist die erste große Studie über Vitamin D auf Intensivstationen weltweit. Bei kritisch Kranken sollte eine Vitamin D-Messung etabliert werden, da bei schwerem Vitamin D-Mangel eine Vitamin D-Substituierung die Sterblichkeit zu senken scheint. (81)

Arteriosklerose und Vitamin D

Atherosklerose gehört zur Gruppe der Arteriosklerose, umgangssprachlich oft auch Arterienverkalkung oder Arterienverhärtung genannt. Es handelt sich um eine Systemerkrankung der Schlagadern, die zu Ablagerungen von Blutfetten, Thromben, Bindegewebe und in geringeren Mengen auch Kalk in den Gefäßwänden führt. Das *Journal of clinical laboratory analytics* veröffentlichte im Jahr 2015 eine Studie (82) mit dem Ergebnis: „Vitamin D kann bei Arteriosklerose Entzündungen reduzieren und arterielle Steifigkeit lösen." (83)

Ein Mangel an Vitamin D kann auch die Synthese verschiedener Gefäßprotektiver Substanzen wie Interleukin 10, Matrix-Gla-Protein, Osteopontin und Typ-IV-Kollagen hemmen.

Krebs und Vitamin D

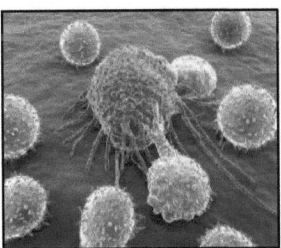 Alle 700 Milliarden Zellen in unserem Körper führen eigene Aufgaben gemäß ihrer genetischen Prägung durch. Fast alle im menschlichen Körper versammelten Zelltypen verändern sich ständig, sie sterben ab und neue Zellen werden aufgebaut.

Ein kontrolliertes Absterben (Apoptose) regelt den Zellteilungs- und Erneuerungsprozess. Störungen des kontrollierten Absterbens der Zellen sind an der Entstehung zahlreicher Krankheiten wie Krebs, Diabetes oder Alzheimer beteiligt.

Krebs entsteht in mehreren Schritten. (84) Krebszellen sind extrem wandlungsfähig. Sie entstehen in den individuellen Aspekten der Systeme, also individuell bedingt. Sie können sich durch immer neue Veränderungen im Erbmaterial in sehr kurzer Zeit an neue Bedingungen anpassen. Krebs entsteht, wenn sich körpereigene Zellen eigenständig, fortschreitend und überschießend teilen. „Das ist eine Sache der biophotonischen Lichtstärke". Prof. Dr. Popp spricht davon, dass Krebs durch Lichtmangel entsteht. (5)

Allen Arten von Krebs liegt offensichtlich eine unzureichende Vitamin D-Aufnahme oder Produktion zugrunde. Dies wird als Co-Faktor in der Entwicklung einer Erkrankung angesehen. (85)

Unzureichende Vitamin D-Spiegel sind unter anderem mit Eierstockkrebs (86), polyzystischem Ovar-Syndrom, (87) rheumatoider Arthritis, (88) und Lupus erythematodes assoziiert. (89)

Brustkrebs und Vitamin D

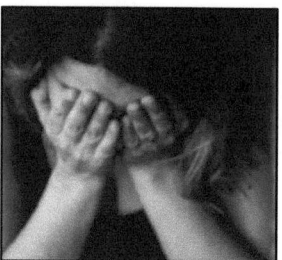

Brustkrebs ist in den westlichen Industrieländern bei Frauen die am häufigsten diagnostizierte Krebsart, jedoch nicht die gefährlichste.

Die Harvard-University in Boston führte eine groß angelegte Studie mit 100.000 Krankenschwestern, 50.000 Krankenpflegern und 22.000 Ärzten durch. Diese als ‚Krankenschwester Studie' bekannte Studie findet ein um 30 Prozent gesenktes Brustkrebsrisiko bei ausreichend hohem Vitamin D-Spiegel. Weiterhin ergibt sich übereinstimmend aus allen drei Studien ein leichter Schutzeffekt bei Bauchspeicheldrüsenkrebs. (47)

PLOS ONE veröffentlichte eine Kohort-Studie aus dem Jahr 2016. (90) Wissenschaftler stellten fest, dass Frauen über 55 mit Blut-Konzentrationen von Vitamin D höher als 40 ng/ml ein 67 % geringeres Risiko für Krebs hatten verglichen mit Frauen mit einem Niveau unter 20 ng/ml.

Die Organisation *Breastcancer* in Ardmore PA, USA empfiehlt Frauen eine gezielte Vitamin D-Supplementierung. „Eine Vitamin D-Ergänzung könnte sogar in der Lage sein, Brustkrebszellen von der Entwicklung zu stoppen." (91)

Colitis und Vitamin D

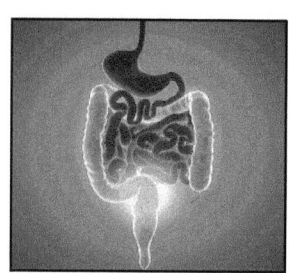

Die Colitis ulcerosa ist eine chronisch entzündliche, meist in Schüben verlaufende Dickdarmerkrankung, die häufig vom End- oder Mastdarm ausgeht und sich auf den gesamten Dickdarm ausbreiten kann.

Forscher vom Beth Israel Deaconess Medical Center (BIDMC) – eine der Lehrkliniken der Harvard Universität – stellten fest, dass niedrigere Vitamin D-Spiegel im Blut das Risiko für einen Schub bei Patienten mit Colitis ulcerosa erhöhen. Bei Patienten mit aktiver Colitis ulcerosa werden regelmäßig niedrige Vitamin D-Spiegel gemessen. Doch war bisher unklar, ob diese niedrigen Spiegel auch die Gefahr eines Schubs verstärken können. (92) Dies sollte eine weitere Studie beleuchten.

The *American Journal of Clinical Nutrition* veröffentlichte im Juli 2016 eine Studie, die ebenfalls eine Beziehung zwischen niedrigen Vitamin D-Werten und einer erhöhten Colitis Aktivität aufzeigt. Darüber hinaus zeigte sich ein Bezug zur Höhe des Vitamin D-Wertes und der Schwere der Erkrankung und dem Rückfall bei Patienten mit entzündlichen Darmerkrankungen. (93)

Höhere Lebenserwartungen und Vitamin D

Das Ergebnis einer im Juli 2014 veröffentlichten Studie zeigte, dass „Krebspatienten mit höheren Vitamin D-Werten zwischen 75 und 30 ng/ml bessere Überlebenschancen hatten und länger lebten als Patienten mit einem Vitamin D-Status niedriger als 30 ng/ml." (94)

Vitamin D als Photonenträger:

- kontrolliert die Zellteilung, das Zellwachstum, den Zelltod und den Zellzyklus,
- unterstützt ordnungsgemäße Zell-Zell-Kommunikation, (95)
- ermöglicht es den Zellen, bösartige Zellen zu erkennen und diese zu entsorgen, (96)
- wirkt als Immunsystemmodulator, (95)
- verhindert eine übermäßige Produktion von entzündlichen Zytokinen und erhöht die Makrophagenaktivität,
- stimuliert die Produktion von starken anti-mikrobiellen Peptiden in anderen weißen Blutkörperchen und in Epithelzellen, (97)
- schützt die Organe vor einer Infektion. (28)

„Unser Ziel war es die Vitamin D-Spiegel zu bestimmen, welche die Entwicklung invasiver, bisher bekannter Krebsarten verhindern kann", sagte Cedric Garland im Jahr 2016, Forscher und Adjunkt-Professor an der UC San Diego School of Medicine, Abteilung für Familienmedizin und öffentliche Gesundheit. Er kam zu dem Schluss, dass die optimalen Vitamin D-Werte zur Krebsprävention „zwischen 40 und 60 ng/ml liegen. Die meisten Krebsarten treten bei Menschen mit Vitamin D-Blutspiegel zwischen 10 und 40 ng/ml auf." (98)

Lebensaktivitäten und der Photonenträger Vitamin D

Schwangerschaft und Vitamin D

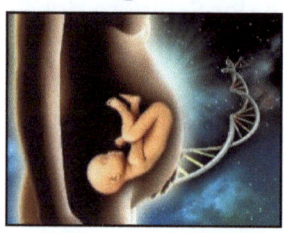 Jede Schwangerschaft ist ein Enigma für Mutter und Kind. Nach einem oft wiederholten Prozess von Wachstum und Teilung wird aus einer einzigen Zelle nach der Befruchtung ein vollkommener Mensch mit Milliarden von Zellen. Jede dieser Zellen erfüllt eine bestimmte Funktion im Körper. Sie behält in der Hauptsache das Charakteristische der ursprünglichen Zelle bei, aus der sie hervorgegangen ist. Geschehen diese unvorstellbar komplexen Vorgänge gemäss einer präzisen und photonenreichen Ordnungsmatrix, dann starten Mutter und Kind in ein gesundes, glückliches Leben. Je grösser die Ordnung der Felder ist, desto größer scheint die Chance für den Körper in optimaler Balance zu sein

Vitamin D, das oft als Liebes-Hormon bezeichnet wird, spielt eine Schlüsselfunktion in der Schwangerschaft. Vitaminrezeptoren finden sich im Fruchtwasser, der Gebärmutter und der embryonalen Stammzellen. Neueste Studien zeigen die Zusammenhänge zwischen mütterlichem Vitamin D-Status und dem Aufbau des fötalen Skeletts oder die Ausbildung des Immun- und Nervensystems. Auch die geistige und physische Gesundheit im späteren Leben hängt von einer ausreichenden Vitamin D-Versorgung während der Schwangerschaft ab.

Das Magazin *Woman's Health* veröffentlichte 2012 eine Studie, welche die Kontraktionsstärke des Uterusmuskels durch dortige Vitamin D-Rezeptoren bestätigt. Die Studie sprach von „immunomodulatorischen Wirkungen des Vitamin D in der Schwangerschaft". Dies gilt als potenzieller Schutz für die Mutter gegen Infektionen. (99)

Eine gute Versorgung mit Vitamin D im Mutterleib legt wichtige Grundsteine nicht nur bis zur Entbindung, sondern für die Gesundheit des Kindes das ganze Leben durch. (100)

„Vitamin D spielt eine zentrale Rolle in der epigenetischen Prägung des Kindes", bestätigt der Arzt und Forscher Lapilonne von der Paris Descartes University, Paris (Frankreich).

Dr. Lisa Bodnar, eine Vitamin D-Forscherin an der Universität von Pittsburgh geht davon aus, dass „ein Vitamin D-Mangel während der Schwangerschaft das Leben und die Gesundheit der Mutter gefährdet. Er ist eine der Ursachen für zukünftige Gefahren für das Kind, vor allem für das Gehirn und das Immunsystem des Kindes." (101)

Dr. Dijkstra und seine Kollegen studierten 70 schwangere Frauen in den Niederlanden, „keine von ihnen hatte einen Vitamin D-Spiegel über 40 ng/ml. 50 % hatten Werte unter 10 ng/ml. Auch hier zeigten pränatale Vitamine wenig Einfluss auf 25 (OH) D-Spiegel. Pränatale Vitamine enthalten nur 400 I.E. Vitamin D. Dies genüge bei Weitem den Erfordernissen einer schwangeren Frau nicht." (102)

Weiterführende Vitamin D assoziierte Studien bestätigen die grosse Rolle des Vitamins vor, während und nach einer Schwangerschaft. Schwangerschaftsplanung, Schwangerschaftsdiabetes, Präeklampsie oder Schwangerschaftsvergiftung, Bakterielle Vaginits, Kaiserschnitt, Geburtsgewicht, MS und Schwangerschaftsdepression waren Gegenstand von Studien. (33)

Vitamin D als Photonenträger ist wichtig für:
- die gesunde Entwicklung der Plazenta,
- die weitreichende Entfaltung des Gehirns,
- die präzise Abwehrkraft des Immunsystems,
- die feine Ausbildung von Organen und Skelett,
- die besondere Intelligenz des Kindes,
- die Neigung für bestimmte Autoimmunerkrankungen,
- die bewusste Genaktivität (Epigenetik), (103)
- die Präzision des Stoffwechsels.

Augengesundheit und Vitamin D

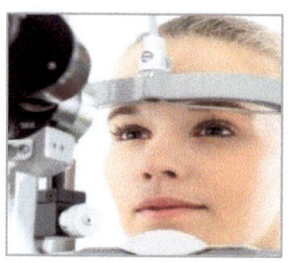

Vitamin D schützt die Augen vor vorzeitigem Altern, einschließlich Entzündungen. (104)
Wissenschaftler bestätigen, dass „eine sechswöchige Vitamin D-Gabe bereits die Sehkraft bei Personen im mittleren Alter verbesserte." (105)
Professor Glen Jeffery, vom University College London erklärte im Jahr 2012: „Es gibt vermehrt Beweise dafür, dass viele von uns aufgrund der unzureichenden Vitamin D-Versorgung bereits an altersbedingten Entzündungen und Schäden an der Netzhaut des Auges bis hin zu einer Makuladegeneration leiden. (106)

Athleten und Vitamin D

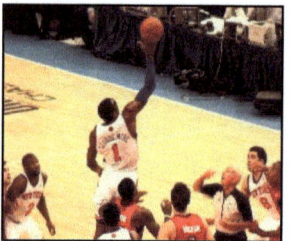

Vitamin D spielt für Athleten eine große Rolle. Die Stabilität und Flexibilität der Knochenmasse, sowie die Immunität, das Ausdauervermögen und die körperliche Leistungsfähigkeit sind entscheidend.

Alexander Martens, Diplom Sportwissenschaftler, ist überzeugt, dass „Vitamin D eine entscheidende Rolle spielen kann, wenn es um die Förderung des Muskel-/Knochenaufbaus und der Steigerung des Testosteronspiegels sowie des gesamten Immunsystems im Freizeit-, Breiten- oder Leistungssport geht." (107) „Egal in welcher Sportart wir uns befinden, das menschliche Knochen- sowie Muskelskelett muss sich mit den permanenten Wechselwirkungen zwischen Zug, Druck, Dreh und Scherbewegungen auseinandersetzen. Vitamin D gewährleistet diese koordinierten Wechselwirkungen."

„Vitamin D verbessert die Belastbarkeit und Leistungsfähigkeit des Herz-Lungen-Systems, fördert den Muskelaufbau erhöht die maximale Sauerstoffaufnahme, verringert den Entzündungsgrad der Muskulatur, stärkt das Herz-Lungen-System und steigert die Testosteronbildung." (108)

Zirbeldrüse und Vitamin D

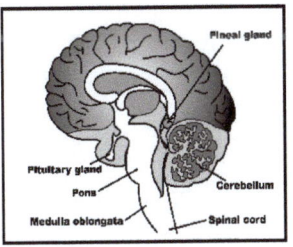

Die Glandula pinealis ist die Zirbeldrüse oder E-piphyse. Sie wird mit dem dritten Auge in Verbindung gesetzt, dem Tor Gottes oder 6. Siegel.
Sie ist ein kleines Tannenzapfen-förmiges Organ im Gehirn, welches Hormone absondert wie Melatonin, Serotonin und DMT(Dimethyltryptamin). Melatonin und Serotonin sind verantwortlich für den Schlaf oder für meditative und emotionale Zustände von Wohlbefinden, Glück und Euphorie.

Moderne Lebensweise lässt die Zirbeldrüse schrumpfen. Das Organ verkleinert sich von seiner ursprünglichen Größe von ca. 3 Zentimetern auf wenige Millimeter. Lässt die Zirbeldrüse in ihrer Funktion nach, setzt der physische und psychische Alterungsprozess ein. (109)
Außerdem lassen zunehmend höhere Belastungen mit diversen Toxinen die Drüse verkalken. Fluoride und Quecksilber gehören dazu.
Basierend auf Forschungsergebnissen, kommen bei Alzheimer-Patienten mehr Pinealverkalkungen vor als bei Menschen mit anderen Formen der Demenz. In der Regel liegt bei ihnen sowohl eine Vitamin D- wie auch eine Melatonin Mangelsituation vor. (110) Vitamin D als fettlösliches Hormon reguliert den Calciumstoffwechsel und regt die Zirbeldrüse an. Dr. David William beschreibt Vitamin D als ‚Entkalker der Zirbeldrüse'. (341)

Ältere Menschen leben besser mit Vitamin D

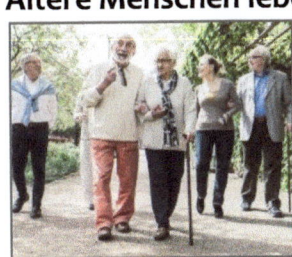

Studien zeigen, dass alle Senioren ab 65 von einer Vitamin D-Supplementierung profitieren. Gesundheitliche Aspekte, Erhöhung der Lebensfreude sowie eine aktive körperliche und geistige Beteiligung am Leben verbessern sich.
Eine neue Studie unter der Leitung von Dr. Barbara Boucher propagiert nun bereits für Frauen nach den Wechseljahren, also ab ca. 50, eine Vitamin D-Supplementierung – und zwar mit doppelter Dosis. „Ziel bei diesen Frauen müsse ein Blutserum-Wert von 40 ng/ml sein", sagt die Wissenschaftlerin. (111)

Altern verlangsamt die metabolischen Prozesse und führt auch zu einer reduzierten Fähigkeit, Vitamin D in der Haut zu produzieren. Ein 70-jähriger Mensch, der der gleichen Sonneneinstrahlung wie ein 20-Jähriger ausgesetzt ist, produziert nur etwa 25 % des Vitamin D, das ein 20-Jähriger produzieren kann. (112)

Insbesondere ist mit zunehmendem Alter oft die Mobilität verringert. Das Risiko einer fortschreitenden Osteoporose ist erhöht. Dies kann schneller zu Stürzen und Fragilitätsfrakturen mit schweren Konsequenzen führen. Dr. Barbara Boucher bestätigte dies in ihrer Studie aus dem Jahr 2012. (113)

Heike Bischoff-Ferrari, Geriatrie-Professorin an der Universität Zürich, konnte bereits im Jahr 2010 nachweisen, dass Seniorinnen und Senioren, die nach einem Hüftbruch täglich eine hohe Dosis Vitamin D zu sich nahmen, im Folgejahr seltener ins Spital überwiesen wurden als die Vergleichsgruppe. Die Journalistin Marita Fuchs berichtete für die Universität Zürich darüber. (114)

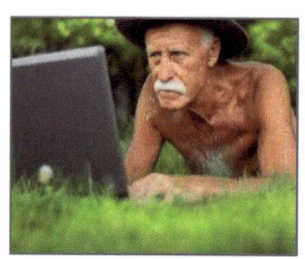

Forschungsarbeiten des Buck Institute for Research on Aging vom Oktober 2016 zeigten, dass Vitamin D durch genau jene Gene arbeitet, die mit Langlebigkeit verbunden sind. So beeinflusst das Sonnenhormon auch alle Prozesse, die mit der Entstehung altersbedingter Krankheiten verbunden sind. Professor Gordon Lithgow vom Buck Institute geht davon aus, dass „Vitamin D in den Langlebigkeitsgenen die mittlere Lebensdauer von Proteinen um 33 Prozent verlängert und gleichzeitig die alterungsbedingte Fehlentfaltung verlangsamt". (115)

Jünger, gesünder und fitter mit Vitamin D

Chromosomen sind die Träger der Erbanlagen. Dieses genetische Material bestimmt, wie sich ein Organismus entwickelt. „Telomere sind die Enden unserer Erbgutfäden, den Chromosomen. Sie dienen als Schutzkappe. Mit jeder Zellteilung werden sie ein Stückchen kürzer", erklärt Blackurn, eine der Entdeckerinnen der Telomere und Nobelpreisträgerin des Jahres 2009 im Interview mit dem Netzwerk Altersforschung (NAR). Ist durch diese Verkürzung die kritische Länge unterschritten geht die Zelle in einen Alterungsprozess und Zelltod über. Die Zelle wird funktionsunfähig". (116) Bleibt die Zelle lange gesund und handlungsfähig, dann teilt sie sich auch weniger häufig. Das ist der Sinn des Lebens. Biophotonen im Vitamin D stellen dafür ein eigenes Enzym die Telomerase her, um das Telomere Wachstum anzuregen.

Mira Mamtani berichtet von einer groß angelegten Studie aus dem Jahr 2016. (117) Wissenschaftler, beflügelt von den neuesten Erkenntnissen gingen der Frage nach inwieweit tatsächlich Vitamin D-Werte im Serum das Telomere Wachstum beeinflussen. Diese als ‚National Health and Nutrition Examination Survey' bekannte Studie zeigte „eine mögliche positive Assoziation zwischen Vitamin D-Status und Telomere Länge." (118) Mit Vitamin D scheint eine lange, geordnete Zell-Aktivität möglich.

DNS, der Lebensbauplan und Vitamin D

Die DNS ist die Dirigentin, Architektin und Vermittlerin genetischer Botschaften an alle Zellen unseres Körpers. Sie enthält den genetischen Code für jeden Aspekt, und jedes Potenzial unseres gesamten Lebens. (119) Erinnern wir uns an die Milliarden Photonen angeregte Kommunikationen, die pro Sekunde im Körper stattfinden und diese komplexen Netzwerke präzise sicherstellen.

Vitamin D als Photonenträger:
- bietet Schutz gegen oxidative DNS-Schäden, (120)
- regelt präzise die Wachstums- und Zellteilungsrate der Zellen, (121)
- verhindert Schäden an der DNS,
- bietet Schutz gegen Karzinogenese, (120)
- erlaubt grössere Potenziale zu erfahren,
- öffnet Kommunikationskanäle in andere Wahrnehmungsebenen.

Über die angeborene Fähigkeit der Genreparatur eröffnet sich ein unerschöpfliches Potenzial des Menschen seinen Platz auf dieser Erde, als Co-Kreator wahrzunehmen.

Mehr Vitamin D ist erforderlich für all jene Personen
- bei Menschen mit dunkler Hautfarbe,
- in sonnenarmen Regionen,
- mit gesundheitlichen Problemen der Leber, Niere und Darm,
- mit Adipositas und Anorexia,
- mit hohen Toxin-Belastungen wie DDT, PCB,
- mit vermehrtem Alkohol- und Nikotingenuss,
- mit Osteoporose und anderen Knochenstoffwechselstörungen,
- mit Mangel an Kofaktoren wie Magnesium, Vitamin K2 und Omega-3,
- nach einer Operation, Chemotherapie oder Trauma,
- mit seelischen und psychischen Belastungen,
- die Drogen oder Vitamin D-Spiegel reduzierende Medikamente einnehmen – wie Statine,
- in und nach der Schwangerschaft,
- im höheren Lebensalter,
- mit erhöhten körperlichen Anforderungen, wie Sportler und körperliche Schwerarbeiten,
- in Prüfungssituationen und bei großen Entscheidungen.

Blut als Brücke ins Leben

Vierte Schwangerschaftswoche. Ein fleißiges Wachsen und Teilen findet in der Gebärmutter statt. Der kleine Embryo misst bereits wenige Millimeter. Sein winziger Körper ist durchsichtig und gallertartig. Noch bevor das Herz des Embryos schlägt, bildet sich Blut. Erst dann entsteht das Herz.
Blut ist die Datenautobahn in alle sichtbaren und unsichtbaren Aspekte hinein. Blut zeigt wie kein anderes Organsystem, dass jede Zelle von Licht, das heisst von Bewusstsein durchdrungen ist.

> - *Das Blut gefriert vor Schreck in den Adern*
> - *Ruhig Blut bewahren*
> - *das Blut steigt vor lauter Wut in den Kopf*
> - *der Nachbar macht böses Blut*
> - *die Mutter gibt ihr Herzblut*

Diese Redewendungen zeigen emotional, individuell empfundene Erfahrungen. Blut ist das am schnellsten wahrnehmbare, Photonen angeregte Reaktionsfeld im Organismus.

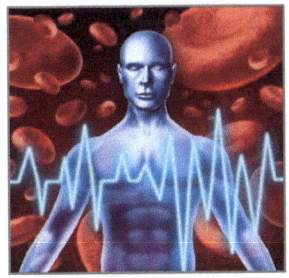

In der heutigen Medizin sind umfassende, technische Blutanalysen das Mittel der Diagnose- und Behandlungsansätze. Das Labor geht akribisch genau vor. Sir Isaac Newton, Vater der Klassischen Physik würde sich freuen. Er würde genau wie die Laborcomputer das Verhältnis der kleinen und grossen Blutkörperchen messen, zählen, wiegen, beobachten und exakt in Picogramm- genau definieren. David Bohm der Quantenphysiker würde nach den verursachenden Potenzialen bereits von der Quan-

Die Praxis beweist es

Einige Blutwerte verschlechtern sich drastisch durch eine emotionale Erfahrung. Sind Krise oder Konflikt überwunden zeigt sich dies auch in der physischen Blutverbesserung.

tenebene aus Ausschau halten – ganzheitlich. Für ihn ist es selbstverständlich, dass Bewusstsein (Information) und Energie die Realität erschaffen. Also Gedanken beeinflussen Blutwerte.

Blutwerte sind mehr als eine Zahlenkolonne. Wir entnehmen ihnen Auskunft über den Grad unseres Wohlbefindens und können auf mögliche Störungen im Stoffwechsel oder anderen Systemen hinweisen. Blutwerte geben Auskunft über Emotionen, Talente, Stärken, Neigungen und helfen so in der Erkenntnis, wertvolle Erkenntnisprozesse in Gang zu setzen. (122)

Das Blut speichert nicht nur sämtliche lebenswichtigen Informationen, die einen Menschen auszeichnen und ihn zu einer einzigartigen Persönlichkeit prägen, sondern es bewegt diese Informationen in einem ständigen, rhythmisierten Kreislauf. Blut erreicht jeden noch so entlegenen Winkel im Körper und ver- und entsorgt das gesamte System. Hier findet eindeutig ein materieller Austausch statt. Die Kommunikation allerdings, die diesen Austausch erst ermöglicht, ist auf einer ganz anderen Ebene angesiedelt – nämlich auf der des Lichtes. Es kommt auf das Zusammenspiel von Licht und Materie an. Der Kommunikationsgeber und Antrieb wird mittels Photonen gewährleistet. Gleiches sehen wir bei allen Körperflüssigkeiten, vor allem beim Wasser.
Blut ist die alle Organe mit einander verbindenden Brücke und legt beredtes Zeugnis vom Wunder des Lebens ab.

Blut singt und bewegt sich im Rhythmus des Lebens.

TEIL 3
Die schöpferische Brücke

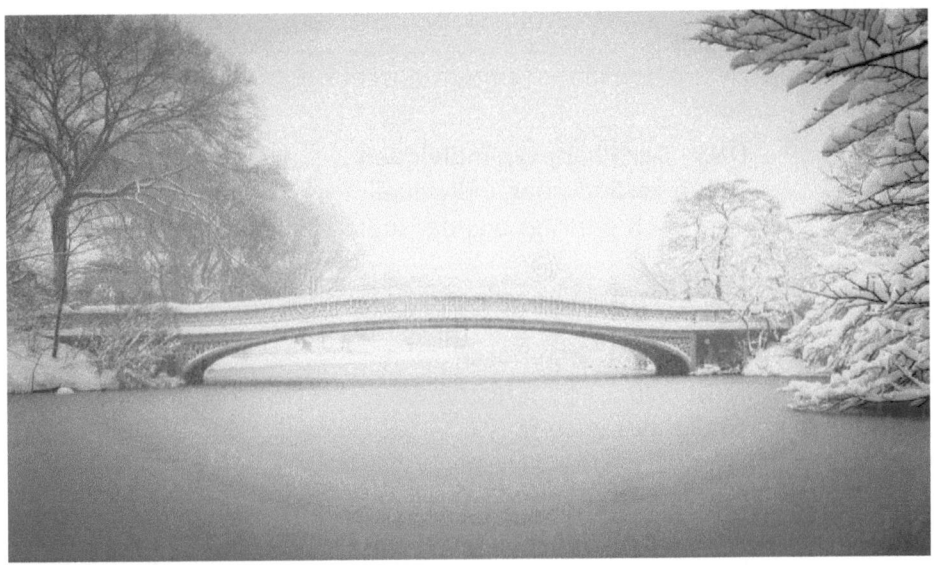

Verstehen wir diese ‚Brücke', haben wir den Schlüssel zu unserer Gesundheit in der Hand.

Brücken sind in der Natur, in unserem Körper und in der Schöpfung allgegenwärtig. Brücken verbinden, von einer Seite auf die andere, von einem Zustand in einen anderen. Die wesentlichen Brücken liegen für das menschliche Auge im Unsichtbaren.

Wir erfahren uns immer als Ganzheit. Erst, wenn Funktionsstörungen auftreten, nehmen wir einzelne Aspekte unserer Ganzheit als abgespaltene, von uns getrennte Teile wahr, wie zum Beispiel bei einer kranken Leber oder einem gebrochenen Fuß.

In der Tat ist es so, dass gemäß Newtonscher Physik die Wissenschaft die Dinge als separat anschaut, um sie fassbar zu machen, zu messen, zu wiegen und zu analysieren. Aus der Sicht der Quantenphysik muss es etwas Verbindendes geben.

Alles was getrennt erscheint, ist Eins
Schauen wir uns das genauer an

DNS - Der Genotyp
Daten unveränderbar
Alle Aufbau- und Funktionsdaten eines Menschen
kohärent, geordnet

> **DNS - Der Phänotyp individuell**
> Daten veränderbar, individuell
> genetisch geprägt aus der mütterlichen und väterlichen Linie
> Inkohärent, ungeordnet

Immunsystem - autonom, angeboren
Daten unveränderbar - im Genom festgelegt
Geordnetes Verteidigungssystem
Kohärent, geordnet

> **Immunsystem – individuell erworben**
> Daten veränderbar, erworbenes Immunsystem
> Immunabwehr entwickelt sich erst im Laufe Lebens,
> Inkohärent, ungeordnet

Nervensystem – autonom, angeboren
Unveränderbare lebenswichtige Körperfunktionen wie Herzschlag,
Atmung, Blutdruck, Verdauung und Stoffwechsel. Kohärent

> **Nervensystem – somatisch, individuell**
> Daten veränderbar, reagiert auf individuelle Erfahrungen
> Kampf-Flucht System,
> Inkohärent, ungeordnet

Stoffwechsel – autonom
Daten unveränderbar, alle Informationen für ein
optimales, gesundes, aktives, zukunftsorientiertes Leben
Kohärent, geordnet

> **Stoffwechsel – somatisch oder psychisch**
> Daten veränderbar, individuell
> reagiert auf Lebenserfahrungen, Nahrung und Umweltfaktoren, Inkohärent, ungeordnet

Wir leben mit diesen beiden gleichwertigen Systemen in einer Polarität. Würden wir nur den autonomen, optimalen Aspekt wählen wäre es langweilig. Jeder Mensch wäre gleich, ohne Individualität, ohne das was uns einzigartig, anziehend und bewundernswert macht. Keine Herausforderung das Leben zu erforschen mit unseren eigenen Talenten und Stärken. Es gäbe keine Evolution.

Erst das individuelle System gibt uns die Freiheit dazu. Wir Menschen definieren uns jedoch meist aufgrund unserer Voreinstellungen, Lebensumstände, Krankheiten, Konflikte, Erziehung ausschließlich mit dem individuellen Teil. Unsere darin liegenden Begrenzungen und Emotionen wie Mangel, Angst und Unsicherheit fordern ebenso Energie in Form von Photonen oder Licht. Letztendlich führt dies zu Alterungsprozessen und eben zu Lichtmangel.

Wenn die beiden Typen, wie die Medizin sagt untrennbar mit einander verbunden sind, dann müsste es doch auch ‚Brücken' geben, damit ordnende, heilende Informationen den lichtschwächeren Teil beeinflussen können?

Tatsächlich – diese Brücken gibt es – und sie sind wissenschaftlich belegt.

Unsichtbar für das bloße Auge wirken sie. Erst an ihrer Wirkung sind sie erkennbar.
Nehmen Wasser als Beispiel: Wasser sieht mit dem bloßen Auge wie Wasser aus. Das verborgene Leben des Wassers liegt im Unsichtbaren. Prof. Pollack ging diesem Geheimnis auf die Spur und entdeckte einen vierten Zustand, das Zwischenmedium.

Das Zwischenmedium – das Verbindende

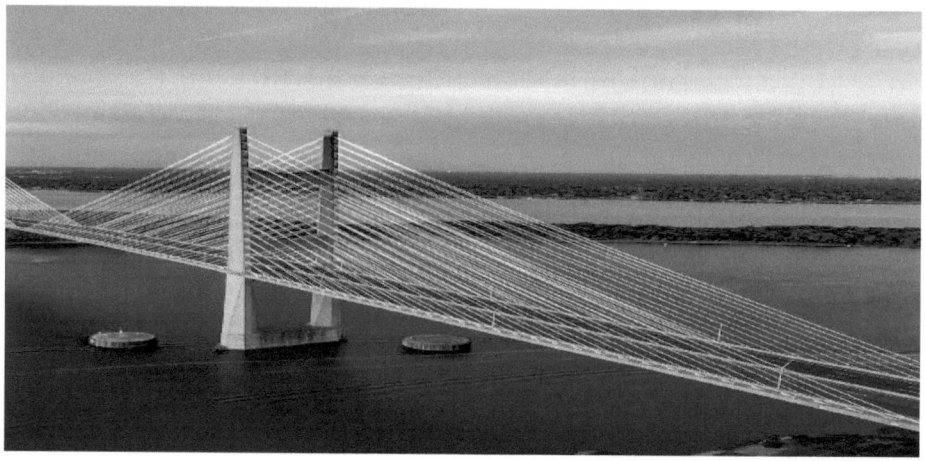

Dr. Gerald Pollack, Professor für Bioengineering entdeckte in seinem Labor in Seattle (USA) mit seinem Team solch ein Brücken- oder Zwischenmedium im Lebenselement Wasser. (123)

Die Grundlagenchemie lehrt uns, dass Wasser in drei Zuständen oder Phasen vorkommt: fest, flüssig und gasförmig. Doch als Pollack daran ging, das Wasser mit Licht zu behandeln, stellte er eine weitere Zone fest. Er nannte sie die Ausschlusszone, oder das Brückenmedium. Das Wasser ist noch nicht eisig, jedoch nicht mehr flüssig. Mit „flüssigkristallin" ist dieser Zustand treffend beschrieben.

Seine Experimente führten Pollack zu einer gelartigen Zwischenschicht als er Wasser mit einer bestimmten Lichtfrequenz bestrahlte. Eine feine gelartige Schicht bildete sich zu einem Honigwabenelement mit einem Wasserstoff Sauerstoff Verhältnis von 3 zu 2. Für Pollack ist dies eine Ausschlusszone. Diese Wabenstrukturen sind in Schichten gestapelt und können daher eine dicke und großräumige Ausschlusszone bilden. Das erinnert uns an die Photonenstapel bei der Photosynthese.

Die Atome sind in sechseckiger Anordnung. Das Wasser der Ausschluss-zone ist von höherer Viskosität, beständiger und stärker geordnet als das ausserhalb davon liegende Wasser.

In seinem frischen, packenden Buch (123) führt Pollack Schritt für Schritt durch seine bahnbrechenden Entdeckungen. Seine Freude am Vorpre-schen in Unbekanntes gibt dem wissenschaftlichen Text eine frohe Leichtigkeit. Er schreibt: „Es erscheint mir möglich, dass die Oberfläche des Gels die benachbarten Wassermoleküle ordnen könnte". Genau das zeigte sich.

Die Ausschlusszone oder das Zwischenmedium ist nichts Starres. Sie verhält sich wie ein Flüssigkeitskristall und ist negativ geladen. Kristalle haben die Eigenschaft im grossen Stil Subtanzen auszuschließen. Wenn die geordnete Flüssigkristall- Zone anwächst, schiebt sie gelöste Sub-stanzen genauso hinaus, wie ein wachsender Gletscher dies mit Felsen tut.

Der verantwortliche Faktor für diese Ordnung und Ladungstrennung ist Licht. Denn wenn Wasser Licht absorbiert, bildet die absorbierte Energie eine strukturelle Ordnung und erzeugt Ladungstrennung. Das gilt nicht nur für den sichtbaren Teil des elektromagnetischen Spektrums, son-dern auch für die ultravioletten und infraroten Bereiche.

Brückenmedien entstehen mithilfe von Lichtenergie.
Herrscht ein Mangel an Energie beginnt sich die ordnende Ausschluss-zone oder das Brückenmedium aufzulösen. Ohne genügend Strahlungs-energie kehrt sich der Wachstums und Trennungsprozess um und die Batterie entlädt sich.

Denken wir an die Biologie, an geladene Dinge wie Membrane, Proteine oder die DNS – sie alle sind mit Wasser in Kontakt. Die Ausschlusszonen sind geladen, das bedeutet, sie tragen potenzielle Energie. „Diese Ladung kann dazu dienen", so Pollack, „alle zellulären Prozesse anzutreiben, die von chemischen Reaktionen bis zum Blutfluss reichen können". (123)

> *Spontanheilung basiert darauf, dass in einem Moment die Trennung zwischen individuell geprägter DNS und optimaler, gesunder DNS aufgehoben war und sich der Körper im Einfluss ordnender, heilender Informationen befand.*

Wir „Wasserwesen" erkennen mit Hilfe des Brückenmediums, warum Licht so einen grossen Einfluss auf unser Leben und unsere Zukunft hat. Beim Erreichen einer gewissen Licht- oder Photonenfülle bilden sich in allen Körperwassersystemen gelartige, geordnete und ladungsgetrennte Honigwabenelemente. Der Formgeber, in unserem Fall das autonome System überträgt Informationen an die Schichten der Ausschlusszone für weitreichende Ordnungsprozesse im individuellen System.

Pollack beschreibt diese Zone als den Motor des Lebens.
Erst wenn ein Brückenmedium oder die Ausschlusszone aufgebaut ist, ist Datenverkehr aus dem absolut kohärenten Teil in chaotische Systeme möglich.

Der autonome Teil ist absolute Ordnung, Photonenfülle, ist Ganz Sein, Jugendlichkeit, Potenzial, ist Zukunft.
Der individuelle Aspekt ist unser Leben mit all seinen persönlichen Prägungen, Programmen wie Mangel, Schuld, Angst, Opfer, Tyrannei, unterdrückte Gefühle, Überarbeitung, falsche Ernährung, schlechte Luft und Wasser und mehr. Also recht chaotisch, ungeordnet.

Photonenstarke Medien sind für diese flüssigkristalline Zone verantwortlich. Wir finden diese im Sonnenlicht, im Chlorophyll, Vitamin D, c60, und in reinster Form im UVB-Feld des Blu Rooms.

UVB-Licht – reiche Photonenfülle

1801 entdeckte Johann Wilhelm Ritter ein mit dem Auge nicht sichtbares Licht jenseits des violetten Endes des Lichtspektrums, die Ultraviolettstrahlen. (124)

Zahlreiche Wissenschaftler experimentierten daraufhin mit diesen neuen Strahlen.

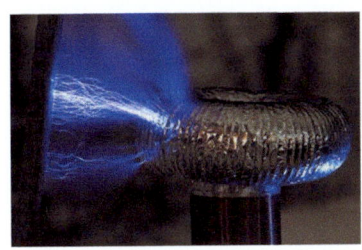

Im Jahr 1896 entwickelte Niels Ryberg Finsen, der Vater der Ultraviolett Therapie, die erste Bakterien-zerstörende Lampe. Mit dieser Finsen-Lampe behandelte er über 800 Lupus vulgaris. Die Erfolgsquoten waren 98%. Lupus vulgaris ist die häufigste Form der Hauttuberkulose. 1901 erhielt er den Nobelpreis für seine Verdienste. (125)

1891 entwarf der Erfinder Nikola Tesla einen Resonanz-Transformator, auch als Tesla-Spule bekannt. Diese Spule erzeugt UV–Wellen erheblicher Leistung. Mit dieser Tesla-Spule (Tesla-Coil) führte er ebenfalls eine bestimmte Form der Frequenztherapie durch. (126) Quelle: teslasociety.com

Dr. Robert Becker beschreibt in seinem 1990 erschienen Buch: *Cross Currents: The Perils of Electropollution, the Promise of Electromedicine* (*Der Funke des Lebens,* in deutscher Sprache 1994) zahlreiche Heilerfahrungen mit der Tesla-Spule. Unter dem Titel: *Vom Blitz getroffen* werden Krebsheilungen beschrieben: „Krebs am Kinn verschwand in zwei Wochen", „Brusttumor verkleinerte sich".

Diese Frequenz-Therapie führt ebenfalls zur beschleunigten Beseitigung von Abfallprodukten im Blut. All dies fördert Heilung. (127)

Die 1942 im Buch *Education of Cancer Healing* veröffentlichten Forschungsergebnisse der beiden Ärzte Virgil Hancock und Emmet K. Knott zeigen folgende Erfahrungen mit der Photolumineszenztherapie (UV-Lichttherapie):

- Inaktivierung von Toxinen
- Zerstörung und Hemmung des Bakterienwachstums
- Besserer Blut- und Sauerstofftransport zu den Organen
- Stimulierung von zellulärer und humoraler Immunität
- Aktivierung von Steroidhormonen
- Vasodilatation, (Erweiterung der Blutgefäße)
- Aktivierung von weißen Blutkörperchen
- Verringerte Thrombozyten Aggregation (Thromboseschutz)
- Stimulation der Fibrinolyse (Abbau von Blutgerinnseln)
- Verminderte Viskosität des Blutes
- Stimulation der Kortikosteroidproduktion. (Kortikosteroide oder Kortikoide, sind Steroidhormone, die in er Nebennierenrinde aus Cholesterin synthetisiert werden)
- Verbesserte Mikrozirkulation (128)

Die beiden Ärzte behandelten 6.800 Patienten mit UV-Therapie. Kein einziger Patient klagte über Nebenwirkung. (129)

William Campbell Douglass, MD, Autor des Buches *Into the Light* (Licht erkunden – die Medizin der Zukunft heute) bereiste die Welt, marschierte in die kältesten Regionen Sibiriens, nach Südafrika, in die USA und nach Europa um Erfahrungen von Ärzten, die mit UV-Licht experimentierten und behandelten zu sammeln. Etwas verbittert, bemerkt Douglass am Ende des Buches: „Es ist unvorstellbar, dass die beste Lösung weltweite ‚Mörderkrankheiten' zu stoppen, ignoriert, verachtet und verworfen wird." (130)

Eine Vielzahl seiner Erfahrungsberichten sind detailliert im Buch *Blu Room – Zukunft hautnah erleben* (33) beschrieben. Hier ein kleiner Auszug:

Bakterielle Endokarditis: Die Patienten erhielten zwei bis drei UV-Licht-behandlungen pro Tag. 60% der Patienten wurden nach kurzer Zeit entlassen. Auffallend war, dass der Krankenhausaufenthalt deutlich verkürzt war. Außerdem konnten die beiden Ärzte eine doppelt so schnelle Erholungszeit nach einem Koma feststellen, wenn die Personen mit UV-Licht bestrahlt wurden. (130)

UV-Licht und Blutvergiftung: Ukrainische Ärzte bestätigten ein „schnelles Verschwinden von Vergiftungserscheinungen und Fieber nach einer Blutbestrahlung mit UV-Licht." (130)

UV-Licht und Lebensmittelvergiftung: Miley berichtete in Archives of Physical Therapy, Band 25, Juni 1944, den Fall eines Patienten mit einer lebensbedrohlichen Lebensmittelvergiftung, verursacht durch Botulinumtoxin. Sie behandelten sein Blut mit UV-Licht. Innerhalb von 48 Stunden konnte er sowohl schlucken als auch sehen.

UV-Licht und Lungenentzündung: Patienten mit „fortgeschrittener Pneumonie, akuter gangränöser Blinddarmentzündung, multiplen Beckenabszessen und Bauchfellentzündung waren innerhalb von 24 bis 72 Stunden aus der kritischen, lebensbedrohlichen Situation heraus und auf dem Weg der Heilung." (130)

UV-Licht und Koronararterien: Eine Gruppe von St. Petersburger Ärzten prüfte die Wirkung der Photolumineszenz bei 145 Patienten. „Bei 137 der 145 Patienten, die mit UV-Lichttherapie behandelt wurden, zeigte sich innerhalb kurzer Zeit eine signifikante Verbesserung. Auffallend war eine schnelle Schmerzreduzierung; die Analgetika (Schmerzmittel) konnten abgesetzt werden. Angina-pectoris-Anfälle waren weitaus seltener als bei Patienten, die mit herkömmlichen Medikamenten behandelt wurden." (130)

UV-Licht und Militär: Amerikanische wie auch russische Truppen verwendeten im Zweiten Weltkrieg UV-Licht-Bestrahlung zum Desinfizieren, zum Konservieren von Lebensmittel und für medizinische Anwendungen. (130)

UV-Licht und Rekonvaleszenz: Aufgrund seiner vielseitigen Erfahrungen bemerkte Campbell, dass sich der allgemeine Zustand der Patienten fast unmittelbar nach der ersten Behandlung verbesserte. Der Appetit steigerte sich und Hoffnung kehrte zurück. „Bemerkenswert", sagt Campbell „sind bei der UV-Lichttherapie (Photolumineszenz) die schnelle Erholungszeit eines geschwächten Körpers und die gesteigerte körpereigene Selbstregulierung." (130)

UV-Licht und Gicht: Nach einer UV-Bestrahlung kann der Körper schneller Harnsäure regeln und ausscheiden. Diese Wirkung beobachteten die Ärzte nicht nur bei Patienten mit Gicht, sondern auch bei Personen mit Gelenkentzündung (Arthritis) oder Schleimbeutelentzündungen (Bursitis). (130)

Die Industrie ließ sich in den letzten Jahrzehnten von diesen Erfolgen zu innovativen Maschinen und Systemen begeistern:

- Im September 2006 eröffnete in St. Petersburg, Russland die weltweit größte UV-Trinkwasser-Desinfektionsanlage mit einer Kapazität von 2,5 Millionen m3 pro Tag. (131)
- Klima-Anlagen mit UV-Licht Filtern töten organische Substanzen wie Bakterien, Schimmel und Viren ab. UV-Licht dringt durch die dünnen Zellmembranhäutchen dieser Organismen und inaktiviert deren DNS. (132)

- In Wasch- und Spülmaschinen sorgt UV-Licht für keimfreie Wäsche oder Geschirr.
- Ein UV-Lichtkamm bremst die zu schnelle, abnormale Zellteilung bei Psoriasis. Die Krankheitsherde heilen nach und nach unter konstanter Behandlung ab.
- Lichtbesen desinfizieren Krankenhausflure
- Ganze Operationsräume werden klinisch clean. Ein Bestrahlungssystem durchflutet Krankenhausräume mit intensiven Millisekunden-Impulsen von ultraviolettem Licht. (468) Die UVC-Strahlung verändert die DNS von Mikroorganismen so, dass eine Reproduktion nicht mehr möglich ist.
- 2017 Ein UV-Leucht-Pyjama behandelt Babys, die nach der Geburt an einer Gelbsucht leiden „Die photonischen Textilien sind waschbar und gut hautverträglich", so das EMPA-Forscherteam um Maike Quandt und Luciano (133)

Beschleunigte Entspannung
2017 Forscher der Universität von Granada bestätigen beschleunigte Entspannung nach großer Stressbelastung unter UV-Licht im Vergleich zu herkömmlichem weißem Licht. (134)

Schneller dank blauem Licht
2017 Forscher der Universität Basel haben in einer Studie mit 74 männlichen Athleten bestätigt: Sportler, die sich vor einem Wettkampf am Abend blauem Licht aussetzen, können sich im Endspurt deutlich steigern. (135)

UVB - vielversprechend bei chronischer Nierenerkrankung Im Januar 2017 veröffentlichte das *International Journal of Nephrology and Renovascular Disease* eine Studie über Behandlungsmöglichkeiten bei chronischer Nierenerkrankung. Die Wissenschaftler kamen zu dem Ergebnis, dass „UVB- Lichttherapie und GLA vielversprechend für die Behandlung bei chronischen Nierenerkrankungen sind." (136)

Mit UVB-Licht-Behandlungen heilen Wunden schneller

UVB-Licht-Behandlungen vor einer Operation erfordern weniger Anäs-thesie, führen zu beschleunigter Wundheilung, (137) verhindern Infekti-onen und verringern postoperative Schmerzen. Die Entlassung aus dem Krankenhaus geschieht zügiger mit minimalsten Komplikationen. (130)

Blaues Licht hilft in späteren Stadien der Wundheilung

2018 Zurzeit entwickeln mehrere Institute Hightech-Pflasterpads, die Wunden mit Licht schneller heilen und die Heilung auch überwachen können. Im Rahmen des EU-Projekts Medilight hat das Neuenburger For-schungsinstitut CSEM mit sechs Partnern ein tragbares Gerät zur Be-handlung chronischer Wunden entwickelt. (138)

2015 Der weltweit erste Blu Room - mit innovativer UVB -Technolo-gie wird zum Patent angemeldet.

2016 Blu Room–Behandlungen beginnen

Im Januar 2016 begannen Ärzte an der Absolute Health Clinic in Olympia, WA, unter Leitung von Dr. Matthew Martinez mit der Anwendung der Blu Room-Technologie.

2018 Patent für Blu Room wird erteilt

Der Erfinderin Judith Darlene Knight wird am 20. März 2018 das Patent unter der Nummer US 9,919,162 B2 erteilt für ein Gerät zur Durchfüh-rung von Lichttherapie.

Aus der Blu Room-Patentschrift:
„Die Erfindung bezieht sich auf Verfahren und Vorrichtungen zur Förderung der Gesundheit der Benutzer durch ein Gehäuse, das eine Lichttherapie ermög-licht." (176)

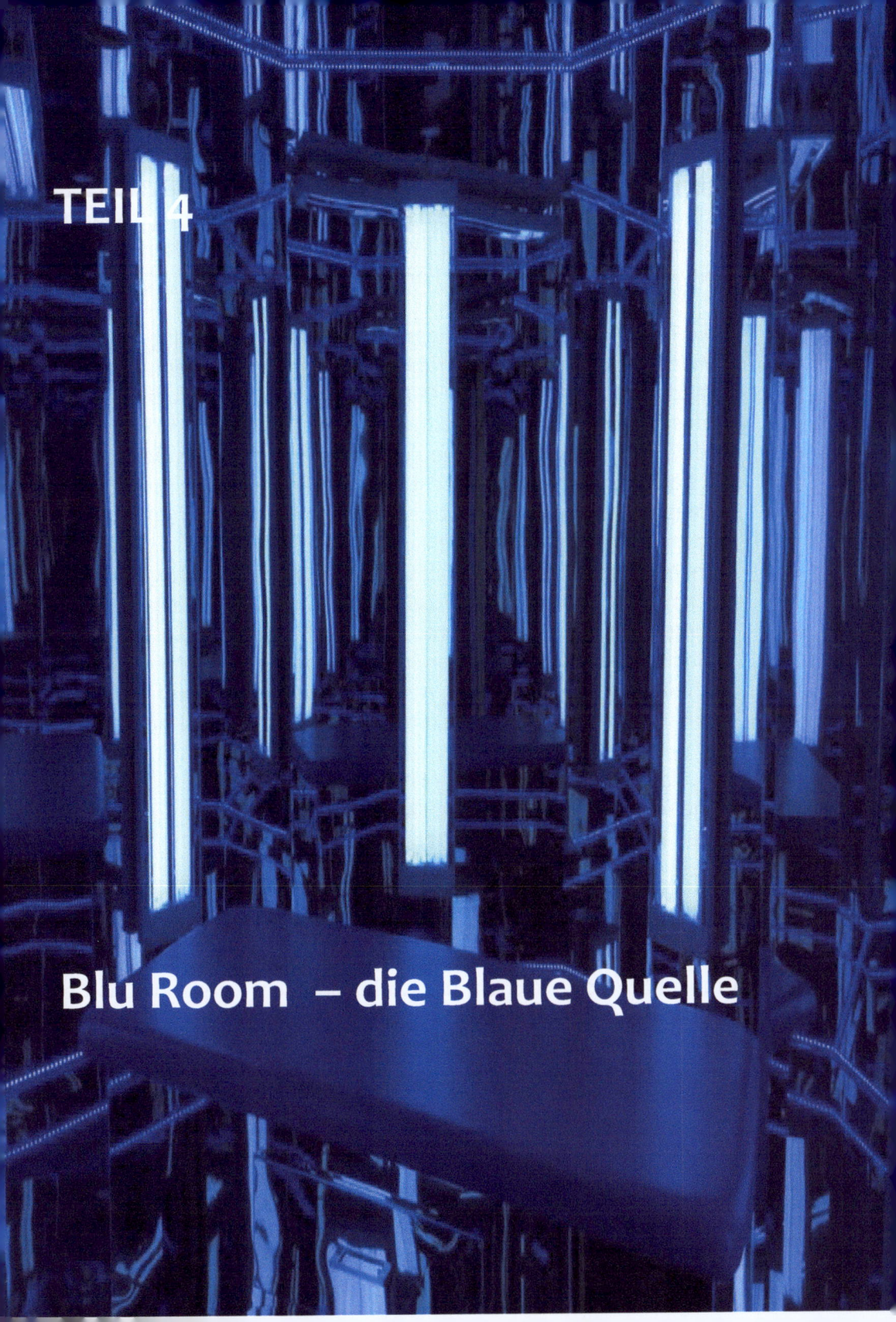

TEIL 4

Blu Room – die Blaue Quelle

Warm, sanft, ruhig, magisch, elegant, berührend – das sind die ersten Eindrücke wenn sich die Tür zum Blu Room öffnet und das blaue, warme Licht die brillante Architektur mit ihren verspiegelten Flächen freigibt. Schönheit und Eleganz in reinster Form.

> Die Tür zum Blu Room schliesst. Die Außenwelt ist ausgeblendet. Mein Körper auf der Liege fühlt sich an wie auf weißem, warmem Sandstrand. Der Klang der Musik durchwebt den Raum, die Wellen spiegeln sich, kommen im Zentrum zusammen, strömen wieder aus, reflektieren sich neu und halten so den Puls des Lebens in höchster Ordnung aufrecht. Ein letzter Blick nach oben in den Spiegel. Die blauen LEDs stimulieren ein Bild von Unendlichkeit. Dann Schutzbrille über die Augen und einfach in die Unterlage sinken. Jetzt beginnen die UVB-Röhren zu strahlen, wohlige Wärme durchdringt meine Zellen. Das Unsichtbare beginnt Ordnung aufzubauen. Ich fühle mich geborgen in dieser Atmosphäre, geschützt, getragen, geliebt und gestärkt. Mein Körper scheint ein ‚Update‘, einen neuen Impuls in Bezug auf die Situation, in der er sich befindet, und die Korrekturen, die nötig sind.

Blu Room, das ist weit mehr als nur UVB-Technologie.
Vollkommene Architektur, sanfter Klang, weiches Licht und ordnende Frequenzen bilden eine schützende Atmosphäre tiefer Ruhe, Ordnung und Freiheit.

Michael Schindler, Journalist der *Seattle Newspaper* beschrieb den Blu Room als eine Technologie, die „von der Außenwelt abschirmt und in eine Atmosphäre von weichem ultraviolettem Licht verpackt. Das Gehirn ist nicht mehr damit beschäftigt ist, auf den Reiz der alltäglichen Umgebung zu reagieren. Der Geist frei, sich zu entspannen oder einen entspannten Fokus, ohne Ablenkung zu halten." (139)

Oktogon – das endgültige Gleichgewicht

Diese beeindruckende geometrische Form des Oktogons im Blu Room erscheint wie ein zeitloses Verschmelzen der Menschheitsgeschichte. Das Achteck hat seit der Antike eine symbolische Bedeutung, die auf das Urbild des achtstrahligen Sterns zurückgeht. Es steht für:

- Vollkommenheit
- Regeneration
- Ganzheit
- Unendlichkeit
- Wiedergeburt
- Übergang (140)

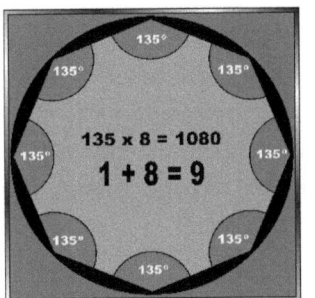

Alte Weisheitslehren betrachten das Achteck „als das endgültige Gleichgewicht zwischen Materie und unsichtbaren Kräften, die völlige Balance zwischen Materiellem und Geistigem, Herz und Verstand, das Einatmen wie auch das Ausatmen des Schöpfers und der Schöpfung." (141)

Der griechische Philosoph Pythagoras war überzeugt, dass die „Achtheit des Oktogon wie die Umarmung mit himmlischer Harmonie" ist. Er verknüpfte sie mit Sicherheit, Konstanz und universellem Gleichgewicht.

Aus der Perspektive der Sumerer ist das Oktogon die Verwirklichung der Zahl Neun. Jede der acht Winkelsummen beträgt 135° mit der Quersumme von 9. Die Quersumme aller Winkel zusammen ergibt wiederum 9. Vollendung – ohne Anfang und ohne Ende.

Der Blu Room ist mit spiegelähnlichem Material von Seite zu Seite, von unten nach oben, von jeder Ecke bis zu allen anderen Ecken ausgekleidet.

Dieses Gesamtkunstwerk aus atemberaubender Architektur, exzellenter Akustik und einzigartiger Verspiegelung führt zu einem besonderen Klangerlebnis.

Schweben auf unsichtbaren Klangwellen

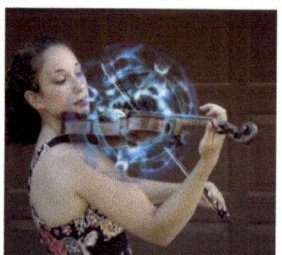

Die UR-Ausdruckform des Universums ist Schwingung, Rhythmus und Klang. Unsere ganze Struktur, unsere feinstofflichen Körper, unsere physiologische und subatomare Form, alles ist von Schwingung durchdrungen.
Source: www.energyfanatics.com

Einer der angesehensten Klangheiler der Welt heute, Tom Kenyon, spricht von „Stärkung im Sinne von Wiederherstellung, die bis in die Tiefen nährt und mit stärkenden Energien versorgt. Mit heilenden Klängen können wir im Angesicht persönlicher und globaler Herausforderungen neue Kraft finden. Die harmonische Architektur der Klänge bringt die tiefste Zell- Matrix in Einklang mit der Ur-Frequenz." (142)

Solfeggio-Frequenzen

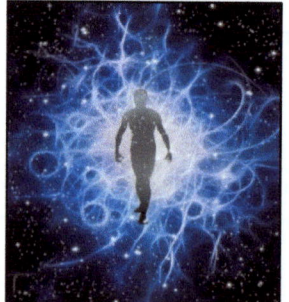

Solfeggio-Frequenzen sind bestimmte Schwingungen und Frequenzen von Klängen, die nicht nur eine heilende und gesundheitsfördernde Wirkung auf unseren Körper, unsere Seele und unseren Geist haben sollen, sondern auch unsere DNS positiv beeinflussen und reparieren können.

Udo Pelkowski beschreibt Kompositionen mit Solfeggio Frequenzen als eine Musik, die zu Tränen rührt, die uns wieder verbindet mit unserer Urquelle. (143)

Alles im Universum schwingt. Die höchste Schwingungsfrequenz ist die Frequenz der bedingungslosen Liebe. Furcht hingegen schwingt auf der niedrigsten Frequenz. Masaru Emoto, Arzt der Naturheilkunde, entwickelte eine Methode, Frequenzen in Wasser einprägsam sichtbar zu machen. (144)

Alle Solfeggio-Frequenzen führen zu 3 – 6 – 9

174 Hz Verbundensein	Quersumme 3
285 Hz Universales Wissen	Quersumme 6
396 Hz Befreiung von Schuld und Angst	Quersumme 9
417 Hz Resonanz, Veränderung	Quersumme 3
528 Hz Transformation und DNS Reparatur	Quersumme 6
639 Hz Harmonische Beziehungen	Quersumme 9
741 Hz Erwecken der Intuition	Quersumme 3
852 Hz Zurück in die göttliche Ordnung	Quersumme 6
963 Hz Gott Mann – Gott Frau	Quersumme 9

Die 3, 6, und 9 sind die fundamentalen Wurzeln der Solfeggio Frequenzen.

Die moderne Molekularbiologie setzt zur Reparatur beschädigter DNS-Stränge 528 Hz ein. Erst wenn die Zellmembran ansprechbar ist, sind Reparaturen oder Neuprogrammierungen an der DNS möglich. Dr. Horowitz schreibt in seinem Bestseller Buch *Healing Codes for the Biological Apocalypse* (145) über seine Erfahrungen mit der Frequenz 528 Hz und bestätigt: „Solfeggio Frequenzen regen die Öffnung der Zelle an für eine DNS-Neu-Programmierung." (146)

Die Naturtöne dringen bis zum Zellbewusstsein vor. Sie regen Millionen von Zellen zum ‚Tanzen' (spürbares Kribbeln) an. Die DNS und jede einzelne Zelle übernehmen den Zustand höchster Ordnung und reorganisieren sich neu. Das entspricht einem Reset am Computer oder einer Stasis. Hierbei werden sie an ihre ursprünglichen und harmonischen

Schwingungsmuster erinnert und zur Neuordnung angeregt. Energetische Blockaden, chronische Verspannungen von Muskeln und Geweben und manchmal auch ‚taube Stellen‘ im Körper wie alte Verletzungen, Narben können durch das Gesetz der Resonanz mittels der Schwingungen und Vibrationen angesprochen, gelockert und oft auch gelöst werden.

> *Aus der Blu Room-Patentschrift:*
> *„Wie hierin verwendet, bezieht sich der Begriff ‚Lichtresonanz‘ auf die Anwendung von Licht mit ausreichender Energie auf einen menschlichen Benutzer, um Resonanzenergiefrequenzen mit dem Körper des Benutzers zu synchronisieren, zu ermutigen oder zu verstärken; es wird angenommen, dass Lichtresonanz Heilung und Wohlbefinden bei menschlichen Benutzern fördert.“ (176)*

Gesteuert werden diese Vorgänge über die körpereigenen Gehirnwellen.

Gehirnwellen optimal strukturiert

Das menschliche Gehirn besteht aus Aber Milliarden Nervenzellen (Neuronen), welche wiederum von Aber Milliarden Gliazellen unterstützt und versorgt werden. Jede einzelne Nervenzelle ist durch tausende Verästelungen über Synapsen mit anderen Nervenzellen verbunden. In der Gesamtheit bilden diese ein gewaltiges neuronales Netzwerk: unser Gehirn - oder genauer: das zentrale Nervensystem.

> „Das Gehirn ist klarerweise das notwendigste Element für einen Menschen, der sein volles Potenzial entfalten will.“
> Ramtha (169)

Untereinander und über das gesamte Zentralnervensystem des Körpers hinweg tauschen die Neuronen elektrochemische Impulse aus. Jede dieser elektrochemischen Entladungen erzeugt ein elektromagnetisches Feld in Form von Wellen. Gehirnwellen sind weitreichender, als wir sie mit der Sprache beschreiben können. Sie

reflektieren unterschiedliche Aspekte, je nachdem wo sie im Gehirn auftreten, was sie erregen, was sie bewirken und woher sie kommen.
Fünf Wellenmuster definieren unterschiedliche Bewusstseinszustände:

Beta-Wellen 14 – 30 Hz
wach, aufmerksam, konzentriert, auch mit Besorgnis, Ängsten und diversen anderen Stressformen assoziiert.

Alpha-Wellen 8 – 13 Hz
geistig wach und doch entspannt, Brücke zwischen äußerer Welt (Beta-Wellen) und innerer Welt (Theta-Wellen). Sie produzieren mit geschlossenen Augen ein ruhiges und wohliges Gefühl, den ,Alpha-Zustand' oder ,Flow'. Im Alpha-Zustand werden Botenstoffe freigesetzt, die für das Empfinden von Glück und Freude notwendig sind. (147)

Theta-Wellen 4 – 7 Hz

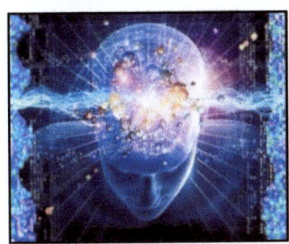
Theta – Traumzustand, aktives Unterbewusstsein, meditativer Zustand. Spontane Lösungen für ein Problem, über das man mehrere Tage gegrübelt hat, stammen meistens aus dem Theta-Bereich. (148). Der Theta-Zustand veranlasst Verhaltensänderungen sowie Neuprogrammierung von negativen Überzeugungen. Dies wiederum ermöglicht es einem lebenden Organismus, die körpereigene Selbstheilung zu aktivieren. Dr. Budzynski bestätigt anhand seiner vielfältigen Erfahrungen, dass „Reparaturaufträge und Umprogrammierung im Theta-Zustand direkt in das Unterbewusstsein gehen, wo sie als Wahrheit akzeptiert werden. Die daraus resultierenden DNS-Veränderungen können bleibende Wirkung erzielen." (149) Viele Besucher sind – ohne es bewusst wahrzunehmen im Blu Room im Theta Zustand.

Delta-Wellen 0,5 – 3,5 HZ

tiefer, traumloser Schlaf. Delta-Wellen regulieren Drüsen und Hormone. Sie sorgen für die Regeneration der Zellen und sind die Quelle der Empathie. Dieser Zustand löst die Heilung von Körper und Geist aus. Der Delta-Bereich fungiert gleichzeitig als sechster Sinn.

Gamma-Wellen 30 – 70 Hz

geistige Spitzenleistung. Sie stammen aus dem Thalamus und durchqueren die Vorderseite des Gehirns, bevor sie zurückkehren. (150) Gamma-Wellen sind verbunden mit universeller und bedingungsloser Liebe.

Forscher am Neurofeedback Institut bestätigen: „Jeder Mensch kann sein volles Potential nur dann entfalten, wenn seine Gehirnwellen optimal strukturiert sind und das Zentralnervensystem ausgeglichen ist. Ein optimal funktionierendes menschliches Gehirn mit stabilem Nervensystem produziert immer ein ganz spezifisches Hirnwellenmuster, das sich den verschiedenen Bewusstseinszuständen flexibel anpasst." (151)

Das Gesetz der Vibration, ein schon vor Tausenden von Jahren durch die altägyptischen Meister ausgesprochenes Naturgesetz, besagt: „Nichts ruht; alles bewegt sich; alles schwingt. Je niedriger die Schwingung, desto langsamer ist sie; je höher sie ist, desto schneller ist sie." (170)

Vitamin D – Schlüssel und Schloss

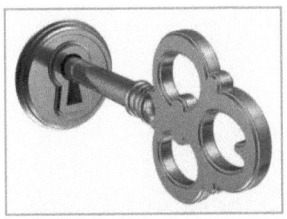 Vitamin D hält eine Schlüsselfunktion für die Gesundheit inne. Als einziges vom Körper selbst hergestelltes Vitamin, ist es an allen lebenseigenen Vorgängen beteiligt. Verantwortlich für die Bildung von Vitamin D in der Haut ist der unsichtbare UVB-Anteil des Sonnenlichts, mit einer Wellenlänge von 290–315 Nanometern. Das entspricht der schmalbandigen Frequenz der neun UVB-Leuchten im Blu Room.

Eine 20-minütige Blu Room Sitzung mit 3 Minuten UVB-Bestrahlung versorgt eine hellhäutige Person mit einem Äquivalent von etwa 10.000 I.E. oral eingenommenen Vitamin D. Eine Person mit gebräunter oder stark pigmentierter Hautfarbe erhält etwa 5.000 I.E.

Eine 20-minütige Blu Room Sitzung mit 6 Minuten UVB-Bestrahlung versorgt eine hellhäutige Person mit einem Äquivalent von etwa 20.000 I.E. oral eingenommenen Vitamin D. Eine Person mit gebräunter oder stark pigmentierter Hautfarbe erhält etwa 10.000 I.E.

Dieser Vorgang wird ausschließlich über die körpereigene DNS gesteuert. Das generierte Vitamin D ist demnach DNS frequenzspezifisch gemäß dem eigenen genetischen Code. Es ist endogen, das heißt körpereigen. Weder zusätzliche enzymatische Prozesse noch komplexe Syntheseschritte sind benötigt. Auch entstehen keine Umwandlungsverluste, keine Transportschwierigkeiten, keine kognitiven Störungen und keine belegten Rezeptoren.

Dies ist von grundlegender Bedeutung, weil jede Zelle zur Steuerung interzellulärer Prozesse Vitamin D benötigt.
Ob wir gesund sind oder durch Krankheitsprozesse gehen, hängt unter anderem auch von einem adäquaten Vitamin D Status ab. Betrachten wir Vitamin D als Sonnenhormon, so erscheint jede Krankheit als Licht-

Stoffwechsel-Störung. Es ist nicht wirklich Vitamin D, was der Körper braucht, sondern die in Vitamin D gespeicherten Photonen mit ihren Informationen.

Vitamin D ist der Türöffner für:
- Denkprozesse im Gehirn, lebendige Kreativität
- Überkommen von Depression und Trauma
- Aktiver Immunschutz gegen bekannte und unbekannte Feinde
- Belastbares Herz-Kreislaufsystem
- Krebsschutz und – eindämmen, reguläre Zellteilung
- Knochen und Muskelaufbau, Stabilität, Mobilität
- Bauchspeicheldrüse, Blutzuckerregulation
- Geistige Entfaltung und Langlebigkeit, Telomere-Verlängerung
- Stammzellen Wachstum, Zukunft

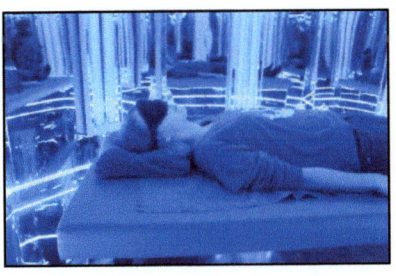

Was geschieht in dieser von äußeren Einflüssen abgeschirmten Komposition aus heiliger Geometrie, Komplettverspiegelung, Licht, Klang und Frequenz?

Der Besucher liegt im Herzen dieses Raums. Bereits nach ein paar Minuten UVB-Licht sind alle 700 Milliarden Zellen mit Photonen geflutet. Mikrotubuli, die Lichttransportkanäle verdrahten Gehirn und Körper mit kohärentem Licht. (152) Eine rege Vitamin D- Produktion setzt ein.

Der gesamte Körper atmet in dieser Atmosphäre aus Licht. Auch alle Körperflüssigkeiten unterliegen dieser Dynamik.
Das Blut mit seinen feinsten Verästelungen, die Lymphe, alle intra- und extrazellulären Gewebe und alle Wassermoleküle sind davon betroffen. Forscher entdeckten im März 2018 ein kompliziertes, mit Flüssigkeit gefülltes Kanalsystem im dichten Bindegewebe unter der Oberfläche der Haut. (153) Sie fanden diese faszinierenden Kanalsysteme auch in der Auskleidung der Lunge, des Verdauungstrakts und der Harnwege. Unter UVB-Licht baut sich in all diesen Körperflüssigkeiten das von Pollack

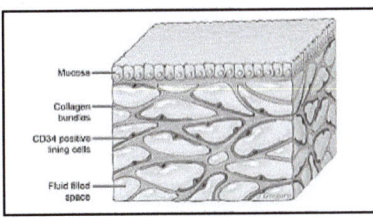

(123) entdeckte vibrierende und wabenförmige Zwischenmedium oder Ausschlusszone auf.
Wenn die geordnete Flüssigkristall-Zone anwächst, schiebt sie gelöste Substanzen genauso hinaus, wie ein wachsender Gletscher dies mit Felsen tut.

Ordnung entsteht. In diesem Zustand tiefer Entspannung verbessert sich die Zirkulation aller flüssigen Substanzen im Körper. Schlacken und Giftstoffe werden ausgeschieden und gute Nährstoffe für Aufbau und

Reparatur eingeschleust. Diese Dynamik ist belebend und regenerativ, ja unerschöpflich.

Stellen wir das Brückenmedium auf den Prüfstand finden wir, dass sich auch alle individuell geprägten Systeme wie DNS, Nerven-, Immun-, Stoffwechselsystem verändern werden. Der Ordnungsfaktor wirkt auch hier.

Selbstheilungsimpulse lösen unmittelbare Veränderung aus. Neue Perspektiven zeigen sich, Telomere wachsen und Stammzellen fluten in kranke Systeme. Es entsteht ein Zustand der Stasis, einem ‚Reset' am Computer vergleichbar. Spannungen im Yin Yang Körper kollabieren und wir sind Eins.

Der Eingang zu tieferen Seelenschichten und erweiterten Bewusstseinsebenen steht offen.

Sekunde für Sekunde sterben in einem gesunden Körper 10 Millionen Zellen ab und 10 Millionen neue Zellen entstehen.
In einer dreiminütigen Blu Room Sitzung sind 180 Milliarden Zellen in diesem spannungslosen Zustand mit optimaler Lebensmatrix aufgebaut.

Tiefe Harmonie kennzeichnet diese Blu Room-Momente. Weder Vergangenheit noch Zukunft – einfach nur JETZT.

Baden in Licht

Aus der Patentschrift:

„Die hierin in Verbindung mit einer Lichttherapie nach der Erfindung verwendete Begriff ‚Baden' bezieht sich auf die Konzentration von Licht in einem dreidimensionalen Raum, um einen menschlichen Benutzer zu umgeben. Da Licht sowohl als Welle als auch als Partikel wandert, kann man sagen, dass ein Raum mit einer messbaren Präsenz von Lichtwellen und Partikeln eine Lichtdichte aufweist. Je größer die Lichtdichte in einem gegebenen dreidimensionalen Raum um einen menschlichen Benutzer herum und je mehr die Lichtdichte den menschlichen Benutzer umgibt, desto mehr kann man sagen, dass der Benutzer und jedes andere Objekt innerhalb des dreidimensionalen Raumes im Licht ‚gebadet' wird." (176)

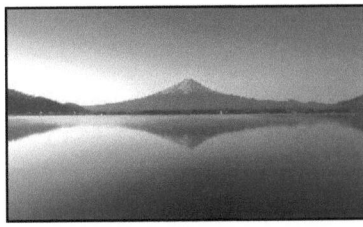

In tiefer Entspannung fällt es uns leicht Kontrolle über die Gedanken zu halten, die unseren Geist beschäftigen. Wir entscheiden frei, welche Gedanken wir weiterhin nähren und auf welche wir gerne verzichten wollen. Wir beginnen damit, die Macht der Gedanken für ein besseres Leben einzusetzen.

Der Blu Room wirkt auch ohne unser Zutun, unser Denken, Analysieren, Anstrengen und Mitarbeiten.

„Neue und authentische Ideen kommen nicht durch Denken, sondern durch einen Zugang zu tiefen Quellen", davon ist Dr. Martinez überzeugt.

Benutzer berichteten vielfältige Erfahrungen nach dem
Besuch des Blu Rooms:

- Tiefe Entspannung
- schnellere Heilungsprozesse
- Linderung von mentalem Stress und Angst-
  zuständen
- Verbesserte Gesundheit und Lebensqualität
- Tieferer Fokus und Konzentration
- Erhöhte Kreativität
- Selbstwahrnehmung
- Selbstbewusstsein, Selbstrespekt, Selbstliebe
- Signifikanter Anstieg des Vitamin D3-Spiegels im Blutserum

Prof. Dr. Popp erklärt das Geschehen im Blu Room auf seine Weise:
„Wir müssen verstehen, wie sich in dem Wechselspiel aus Materie
und elektromagnetischem Feld etwas aufbaut, dem man die Eigenschaft der Kohärenz zusprechen kann. Kohärenz heisst, dass die Fähigkeit besteht, eine Wechselwirkung durchzuführen, in der jeder
Teil mit jedem anderen Teil kommunizieren kann." (154)

Der Nobelpreisträger Dr. Hans-Peter Dürr
sagt:
„Nicht alles kann bewiesen werden. Eini-
ges muss erfahren werden.
Es ist ein Wagnis, das Unbekannte zu erkunden. (177)

Einzigartig – individuell sind die Berichte

Wir Menschen sind einzigartige Wesen. Jeder beginnt sein Leben mit seinem ureigenen Code, dem eigenen Bauplan, der DNS. So sind auch alle Erfahrungen im Blu Room individueller Art.
Genau das spiegeln zahlreiche Erfahrungen von Blu Room– Besuchern

- Ordnung im Denken. Im Blu Room erkannte der Geschäftsmann Gerald genau die einzige, finanzielle Lösung für seinen Fall. (Blu Room, Soazza)
- Trotz aller Besserwisser. Die 42-jährige Sabine ist endlich schwanger. (Blu Room, Olympia)
- Carlos wollte es wissen. Vor der europäischen Meisterschaft ging er in den Blu Room. Er sprang seine beste Zeit. (Blu Room, Weimar)
- Die Gewichtsskala stieg, die Selbstwertskala sank. Julia ging vor ihrer Diät erst 4 Wochen täglich in den Blu Room. Sie lachte wieder und konnte problemlos abnehmen. (Blu Room, Olympia)
- Leonie hat es geschafft. Vor dem Examen ging sie in den Blu Room. Konzentriert schrieb sie die Prüfung. (Blu Room, Klagenfurt)
- Deprimiert nach der Entbindung. Elisa gönnte sich zweimal die Woche einen Blu Room– Besuch. Bald kam die Freude zurück und der Hormonhaushalt in Ordnung. (Blu Room, Thun)
- Carlo, der mit seinen 8 Jahren bereits als Autist in eine „Schublade" gesteckt wurde, was Schulausbildung betraf, ging seit einigen Wochen in den Blu Room. In der Schulklasse begann er teilzunehmen und zuhause stritt er mit seinen Geschwistern. (Blu Room, Weimar)

1.000 Meilen gefahren – und es war es wert

Carlo kam in den Blu Room, weil er mit Krankheiten zu kämpfen hatte. Nach dem ersten Blu Room– Besuch wurde ihm klar, dass die Krankheiten das Ergebnis seiner eigenen negativen Einstellungen waren. Blu Room– Besuche halfen tiefe emotionale und spirituelle Blockaden zu überwinden. „Ich habe jetzt Frieden in Bereichen meines Lebens, in denen es früher viel Angst und Stress gab. Ich bin 1.000 Meilen gefahren, um hierher zu kommen. Es war es wert." (Blu Room, Wellness Center Washington MO)

Knochenmarkskrebs in Remission mit Blu Room Behandlung

Im Jahr 1990 erhielt Nikki Bertone ihre Diagnose Multiple Myelome (Plasmozytom, Knochenmarkskrebs). Nach 6 Jahren mit strengem Behandlungsschema und Chemotherapie begann der Krebs im Januar 2016 wieder zu streuen. Nach Blu Room– Besuchen zeigten Blutanalysen vor und nach den Behandlungen eindrucksvolle Verbesserungen. Die Krebsmarker gingen nach weiteren Blu Room-Besuchen in einen normalen Bereich zurück. (155)

Wirbelkörper nach Osteochondrose wieder hergestellt

Ein Arzt erhielt im Jahr 2014 aufgrund eines MRT die Diagnose: erosive Osteochondrose. Er begann im März 2016 in regelmäßigen Abständen mit Blu Room-Besuchen. Eine im Juni 2016 durchgeführte MRT einschließlich PET/CT zeigte eine „vollkommene Abheilung der erosiven Osteochondrose". (156) (Blu Room, Bad Mergentheim)

Progressive Herzinsuffizienz nach Blu Room–Besuchen aufgehoben

Im Juni 2011 nahm Jun-Ichiro M. nach einem Fußballspiel starke Brustschmerzen wahr. Die Diagnose lautete eine Blockade der Koronararterie. Im Februar 2017, nach Blu Room–Besuchen, erhielt Jun-Ichiro die neuesten Testergebnisse. Das EEG sowie die Herzfunktionsstufe waren normal. (157) (Blu Room, Japan)

„Ich bin jetzt alt genug"

Blu Room Mülheim berichtet von einem 12 jährigen Mädchen. Vor 2 Jahren während einer Schul-Schwimmstunde hatte sie ein traumatisches Erlebnis mit ihrer Schwimmlehrerin. Seitdem ging sie nie wieder schwimmen - in keinem Gewässer.
Nach der 5. Blu Room Sitzung wollte sie mit der Mutter in das Schwimmbad gehen. Auch ging sie jetzt ohne mütterliche Begleitung in den Blu Room. „Ich bin jetzt alt genug dort alleine hineinzugehen." (Blu Room Mülheim 2017)

Nach Parkinson Erkrankung wieder fit für die Berge

Seine typischen Symptome waren Muskelzittern und verlangsamte Bewegungen. Er nahm seine Medikamente und besuchte häufig den Blu Room in Lugano. 12 Monate später konnte er wieder seine geliebten Bergwanderungen aufnehmen. (Blu Room Stella del Nord, 2017)

Mit beweglichen Pupillen macht Nachtfahren wieder Freude

Carola, 32 Jahre alt litt seit Jahren unter starren Pupillen. Durch die fehlende Reaktion auf Lichtreize war die Nacht-Sicht stark beeinträchtigt. Das verhinderte ein Fahren mit dem Auto bei Dunkelheit. Drei Wochen lang ging sie zwei Mal die Woche in den Blu Room. Langsam wurden die Pupillen beweglicher. Heute ist sie sicher nachts mit dem Auto unterwegs. (Blu Room Salamander, 2017)

Hyperthyreose endgültig verabschiedet

Im Juli 2015 wurde eine Art von Hyperthyreose namens Graves Krankheit (Morbus Basedow) diagnostiziert. Mit herkömmlichen Medikamenten waren die Symptome teilweise unter Kontrolle, doch sie war nicht geheilt. Nach mehreren Blu Room–Besuchen zeigten Blutuntersuchungen normale Schilddrüsenfunktion. Es sind jetzt 1 ½ Jahre nach der Heilung ohne Rückfall der Krankheit. (158)

Innen und außen glücklich – ohne quälendes Ekzem

Ein seborrhoisches Ekzem quälte seit 20 Jahren. Abgesehen davon, dass sich D. hässlich fühlte, war es auch sehr schmerzhaft. Bereits nach einigen Blu Room-Besuchen wurde die Situation deutlich besser, das intensive Schmerz- und Brenngefühl war fast weg. Nach drei Wochen war die Haut normal. (Blu Room, Boffalora Wellness Center 2017)

Chronische Wunde geheilt

Pat, 77 Jahre alt, stürzte und riss sich die Haut ihres rechten Unterschenkels auf, was zu einer 5 cm offenen Schnittwunde führte. Monatelang heilte die Wunde nicht trotz Verbänden und äußerer Behandlung. Nach einigen Blu Room–Besuchen war die Wunde vollständig geschlossen. (159) (Blu Room, Wellness Center Washington, MO 2018)

Endlich mal eine freie Nase

Die junge Renate B. hatte immer eine verstopfte Nase. Ohne Taschentuch konnte sie nicht sein. Das war besonders schlimm, wenn die Pollenbelastung im Frühjahr dazukam. Sie besucht regelmässig den Blu Room. Bereits nach den ersten Besuchen bemerkte sie die frei werdende Nase. Nach gut drei Wochen merkten sogar ihre Arbeitskolleginnen, dass Renate eine freie Nase hat. Ihre Heuschnupfen-Allergie hat sich ebenfalls bereits erheblich reduziert. (Blu Room Salamander, 2018)

Elliot, der Hund hat jetzt keine Angst mehr vor Gewitter

Ich habe einen zweijährigen Hund namens Elliot. Als ich erfuhr, dass auch Tiere in den Blu Room dürfen, wollte ich es unbedingt ausprobieren. Ich war neugierig, was sich verändern würde. Zu meiner Überraschung geschah etwas, das ich nie erwartet hätte.
Elliot hat große Angst vor Gewitter. Er läuft hin und her, kommt stundenlang nicht zur Ruhe, hechelt stark und ist auch mit Leckerlis nicht abzulenken. Drei Tage nach unserem Besuch im Blu Room (er durfte mit mir in den Blu Room) gab es ein heftiges Gewitter und Elliot blieb einfach entspannt auf seiner Decke liegen. (Blu Room Blaue Pause 2018)

Diese spezielle Erfahrungsgeschichte bewegt:

Dayle kämpfte als US-Soldat im zwei Jahrzehnte währenden Vietnamkrieg. An Brutalität war der Stellvertreterkrieg kaum zu übertreffen. Aus dem Kriegsgebiet kam er körperlich lebendig zurück, doch mit schweren psychischen Wunden. Zurück in U.S.A. konnte er mit seinem Leben nichts mehr anfangen. Nachts träumte er von Krieg und Grausamkeiten. Er verlor Job, und seine Familie brach auseinander. Er fiel in eine tiefe Depression mit Selbstmordabsichten. Keine Pille half ihm. So kam er zu Dr. Martinez, Absolute Health Clinic, Olympia, WA. Der Arzt schenkte ihm die Möglichkeit, so oft er wolle in den Blu Room zu gehen. Nach vielen Besuchen im Blu Room begann er wieder am Leben teilzunehmen.
Vor einigen Monaten fragte ihn ein Interviewer: „Was hat dir der Blu Room gebracht?" Dayle antwortete: „Der Blu Room ist ein Geschenk". Damit war der Journalist nicht zufrieden. „Hat dir der Blu Room Hoffnung gebracht?" „Ich zog mit Hoffnung auf Frieden in den Krieg. Ich bin bitter enttäuscht" antwortet Dayle. „Hat dir der Blu Room ein neues Leben gegeben?" „Nein, ich lebte auch vorher, nur jede Nacht mit den Alpträumen. Morgens erwachte ich und das Leben ging weiter mit den gleichen Bildern, – Blu Room hat mir eine Perspektive gegeben. Blu Room hat mir gezeigt, dass ich richtig gute Fähigkeiten habe. Ich bekam einen neuen Job. Blu Room brachte mir die Liebe zu mir zurück und das Wertschätzen des Lebens. Die Bilder aus dem Krieg kommen immer noch, doch sie betreffen mich nicht mehr. Jetzt lebe ich bewusst wieder in meiner Familie. (139)

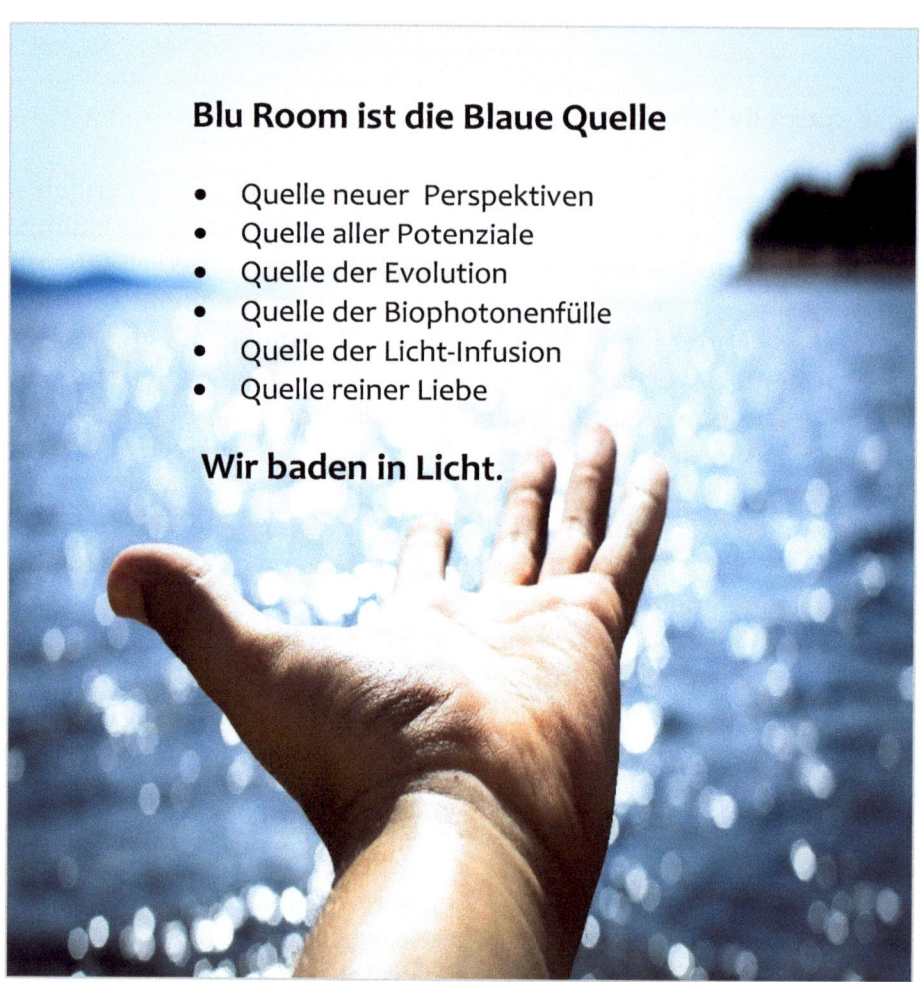

Blu Room ist die Blaue Quelle

- Quelle neuer Perspektiven
- Quelle aller Potenziale
- Quelle der Evolution
- Quelle der Biophotonenfülle
- Quelle der Licht-Infusion
- Quelle reiner Liebe

Wir baden in Licht.

TEIL 5
Heilquellen – das unsichtbar Wirkende

Wie komme ich dazu jetzt über Trink- und Badequellen zu schreiben? Es gibt tatsächlich einen Blu Room, BLAUE QUELLE. Dieser Blu Room steht inmitten des romantischen Kurparks Bad Mergentheim.

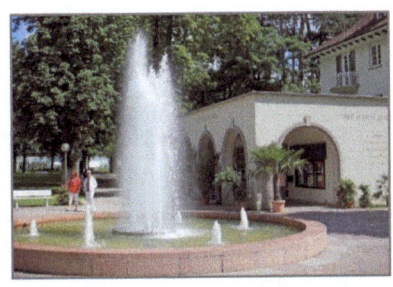

Genau diese Räume im Haus des Gastes sind prädestiniert dazu Träume zu verwirklichen. 2016 öffnete hier im Haus des Gastes der erste Blu Room Europas die Tür ins Blaue. Bedingt durch äußere Umstände fand dieser Blu Room in Weimar 2017 seine neue Heimat. Da Quellen niemals versiegen, wie es die Geschichte der Heilquellen Bad Mergentheims zeigen, übernahm genau in diesen Räumen ein neuer Blu Room, die BLAUE QUELLE sein Wirken.

Die BLAUE QUELLE als jüngste ‚Quelle' reicht den vier seit Jahrhundert wirkenden Heilquellen im Kurort die Hand. Die Wilhelmsquelle, die Karlsquelle, die Albertquelle und die Paulsquelle.

Jede Quelle ist einzigartig. Im Blu Room baden wir in einem sanften, warmen ‚Ozean' aus UVB-Licht. In Trinkquellen tankt der Körper einzigartige lebenswichtige Essenzen.

Das Wasser kommt aus der Tiefe, ist lange gereift und von ursprünglicher Reinheit. In der Tiefe zwischen den Gesteinswelten kommt es zur Ausprägung spezifischer, physikalischer und chemischer Eigenschaften. Prof. Pollack ging diesen Heilwässern ebenfalls auf die Spur und fand auch dort seine Ausschlusszonen. Denn obwohl es in extremen Tiefen an Infrarot- oder UV-Licht mangelt, gibt es keine Knappheit. Infrarot-

Energie strahlt von der Erde selbst ab und ganz besonders von den thermischen Strömungen im Untergrund. Infrarot-Wellen bilden ebenso wie UV-Wellen Ausschlusszonen und trennen Ladungen. Wenn dann das Wasser an die Oberfläche kommt, bringt es diese Qualitäten in reiner Form mit sich und wartet auf die Entdeckung.

Lange bevor Bad Mergentheim in den Annalen verzeichnet ist, in prähistorischer Zeit bereits, nutzten die Menschen hier zwei Quellen zum Salzabbau. Später wurden die Quellen unter Kies und Geröll begraben. Die mineralhaltigen Wässer konnten nicht mehr aus eigener Kraft ans Tageslicht steigen. Erst als sich dann nach dem heißen Sommer und trockenen Herbst 1826 die Schafe gierig um ein salzig schmeckendes Rinnsal drängten, wurde der Schäfer Franz Gehrig aufmerksam. Als er von dem Wasser kostete, schmeckte er Salz. Kurze Zeit später hatte man Zugang zu einem unerschöpflichen Reservoir an Natrium-Calcium-Sulfat-Chlorid-Wasser der ersten Quelle gewonnen, die heutige Wilhelmsquelle.

Das Wasser der **Wilhelmsquelle** ist körperlich befreiend und innerlich beruhigend. Mit dem geringeren Gehalt an Natrium-Ionen zählt die Quelle zu den gesündesten Sulfat-Trinkquellen überhaupt. Natrium-Chlorid zeigt einen stimulierenden Effekt auf den Magen, Darm und Bauchspeicheldrüse.

Das Waser der **Karlsquelle** entschlackt den Körper und stärkt für den Alltag. Es ist reich an Natrium, Calcium und Sulfat. Es zählt zu den wirkkräftigsten Trinkquellen Deutschlands mit stimulierender Wirkung auf Leber- und Gallenwegsstörungen. Magen, Darm und Bauchspeicheldrüse werden angeregt. Alle Stoffwechselsysteme erhalten stärkende Impulse.

1906 wurde die **Albertquelle** gebohrt, eine der stärksten Bittersalzquellen Europas. Der Magnesium-Sulfat Anteil ist beträchtlich. Magnesium, das Entspannungsmineral, wird seinem Namen gerecht und entspannt die Darmperistaltik und den Schließmuskel, während das Sulfat-Salz dem Körper Wasser entzieht. „Schneller Albert" heisst die Quelle nicht umsonst. Ein vielfältiges Spektrum an therapeutischen Möglichkeiten von Osteoporose-Vorbeugung bis zu Reizdarmentlastung entfaltet sich mit diesem Wasser.

Schweben wie im siebten Himmel im warmen Solewasser können Sie in der **Paulsquelle.** Mit 33 °C kommt es aus der Tiefe Mutter Erde. Wasser entlastet Gelenke und erweitert ihr Be-wegungsausmaß, trainiert die Muskeln, fördert die Ausdauer, stärkt das Herz-Kreislaufsystem und ent-spannt gleichermaßen. Beweglicher, jünger und ausgeglichener kehren Sie in den Alltag zurück.

Mag auch die moderne Medizin den Glauben an den „Brunnengeist" et-was belächeln, die Wirkung der in den Heilquellen vorhandenen Mineral-stoffen bleibt unbestritten.

Diese vier Quellen, die Albert-, die Karls- die Wilhelms- und die Pauls-quelle, mit ihren gesundheitsfördernden Wirkungen freuen sich auf die Unterstützung durch die BLAUE QUELLE.

Baden in Licht ist eine besondere Erfahrung für den Körper, die Seele und den Geist. Es schenkt tiefe Entspannung, Selbsterfahrung und Ganz-werden.

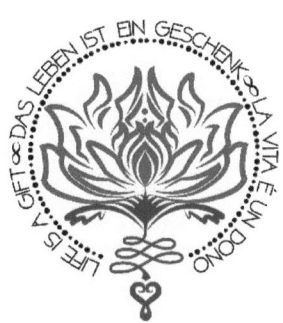

Das Leben ist ein Geschenk

Die Autorin

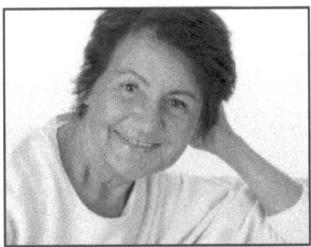 Irmgard Maria Gräf geht seit vielen Jahren mit Herz und analytischem Verstand wichtigen Lebensfaktoren auf den Grund. Leidenschaftlich erkundet sie Lösungen in der sichtbaren Welt, der Natur und in der unsichtbaren Welt, der Quantenphysik. Ihre Arbeit ist geprägt von vielseitigen Erfahrungen während eines langen U.S.A.-Aufenthaltes. Gespräche mit indigenen Indianern, visionären Astronauten, genialen Erfindern und fortschrittlichen medizinischen Therapeuten spornten ihren Geist an.

University of Alabama in Huntsville, U.S.A; Reformhaus Fachakademie, RSE, WA U.S.A.; Dr. Budwig Akademie; Institut Vitamin Delta, viele Fort- und Weiterbildungen im Bereich Naturheilkunde und angewandte Quantenphysik.

Publikationen:
- *Die Quark-Öl-Kur – Die Heilwirkungen der Öl-Eiweiß-Kost nach Dr. Budwig,* ViaNova Verlag 2014 (160)
- *Mein Blut ein Weg zu mir – was mein Blut mir sagt ,* Michaels Verlag 2014 (161)
- *Blu Room –Experience the future. Building bridges with light, frequency and sound* (2017) (162)
- *Blu Room – Zukunft hautnah erleben* (2017) (33)

Der Blu Room ersetzt keine medizinische Therapie, gleichwohl die Wirkung im Blu Room schulmedizinische, wie auch naturheilkundliche Therapien begünstigen oder beschleunigen kann.
Detaillierte Erfahrungsberichte mit Quellenangaben finden Sie im Hauptbuch: *Blu Room – Zukunft hautnah erleben* (163), und auf den Internetseiten: www.bluroom.com, www.bluroom-dasbuch.com, oder der jeweiligen Internetseiten der Blu Room-Betreiber. (Liste im Anhang)

Blu Rooms gibt es in den Vereinigten Staaten von Amerika, Argentinien, Canada, Deutschland, Ecuador, Italien, Japan, Kolumbien, Mexiko, Österreich, Schweiz, und Taiwan.

Die genauen Standpunkte finden Sie unter: www.bluroom.com/pages/locations.aspx.

Für mehr Informationen über den Blu Room kontaktieren Sie: Blu Room Enterprises, LLC, P.O. Box 5895, Lacey, WA 98509, USA. www.bluroom.com

Fotomaterial und Graphiken

Eigenes Archiv
Bilddatenbank: 123 rf stockfoto https://de.123rf.com
Bilddatenbank: Fotolia https://www.fotolia.com
Bilddatenbank: Dreamstime https://de.dreamstime.com/
Anton Blättler, Lukas, Hannah Nelson, Abhiram Prakash, Doris Lippuner.
Graphik: Heidi Schupfner, Marion Collenberg
Andere Quellen sind genannt

Quellen- und Literaturverzeichnis

1. **Gräf, Irmgard Maria.** *Blu Room - Zukunft hautnah erleben. Mit Licht Frequenz und Klang Brücken bauen.* Maienfeld : s.n., 2017. ISBN 978-3-00-058322-3.

2. **Pfleiderer, Heinrich , Alfred RüttenauerWolfgang Petzold.** https://link.springer.com/chapter/10.1007%2F978-3-642-50693-2_10.

3. **Ingold, Niklaus.** *Lichtduschen: Geschichte einer Gesundheitstechnik.* 2015. 978-3034012768.

4. **Wolff, Ori.** *NetzwerkMensch.* Berlin : LehmannMedia, 2017. ISBN 978-3-38541-703-9.

5. **Popp, Prof. Dr. F.A.** *Biophotonen- Neue Horizonte in der Medizin. Von den Grundlagen zur Biophoton 2006.* 2006. ISBN-10: 3830472676.

6. **https://www.universitystudy.ca/canadian-universities/ryerson-university/.**

7. **Bludorf, Franz, Fosar, Grazyna.** *Vernetzte Intelligenz: Die Natur geht online - Gruppenbewusstsein, Genetik, Gravitation.* s.l. : Omega Verlag Bongart-Meier, 2001. 978-3930243235.

8. **Rudolph, Denis.** https://www.frustfrei-lernen.de/biologie/genotyp-phaenotyp-unterschied.html. 28. Dez 2017.

9. **Ogilvie, Jennifer.** https://www.upi.com/Science_News/2018/03/20/Researchers-capture-image-of-first-step-of-photosynthesis/7571521568294/. 2018.

10. **Maseeh, Rathish Nair and Arun.** https://www.ncbi.nlm.nih.gov/pmc/articles/PMC3356951/. *Vitamin D: The "sunshine" vitamin.* 2012.

11. **Holick, Michael F., et al.**Evaluation, treatment, and prevention of vitamin D deficiency: an Endocrine Society clinical practice guideline. *PubMed.* 2011. https://www.ncbi.nlm.nih.gov/pubmed/21646368.

12. **Silvagno F, et al G.** Mitochondrial localization of vitamin D receptor in human platelets and differentiated megakaryocytes. *PubMed.* Jan 2010. https://www.ncbi.nlm.nih.gov/pubmed/20107497.

13. **Yanping Lin, et al.** Enhancement of Vitamin D Metabolites in the Eye following Vitamin D3 Supplementation and UV-B Irradiation. *PMC.* Oct 2013. https://www.ncbi.nlm.nih.gov/pmc/articles/PMC3572765/.

14. *Grant WB. The prevalence of multiple sclerosis in 3 US communities: the role of vitamin D. Prev Chronic Dis. 2010;7:A89-, author reply A90.* https://www.ncbi.nlm.nih.gov/pmc/articles/PMC3897598/ : s.n.

15. **Immunology, and Allergy Clinics of North America. Science Direct.** *http://www.sciencedirect.com/science/article/pii/S0889856110000433.* Aug 2010.

16. **Bhalla AK, Amento EP, Clemens TL, Holick MF, Krane SM.** Specific high-affinity receptors for 1,25-dihydroxyvitamin D3 in human peripheral blood mononuclear cells: presence in monocytes and induction in T lymphocytes following activation. J Clin Endocrinol . *PubMed.* 1983. https://www.ncbi.nlm.nih.gov/pubmed/6313738.

17. *https://www.ncbi.nlm.nih.gov/pmc/articles/PMC3897598/.*

18. *Wacker M, Holick MF. Vitamin D - effects on skeletal and extraskeletal health and the need for supplementation. Nutrients. 2013* https://www.ncbi.nlm.nih.gov/pmc/articles/PMC3897598/ : s.n.

19. Adams JS, Gacad MA. Characterization of 1 alpha-hydroxylation of vitamin D3 sterols by cultured alveolar macrophages from patients with sarcoidosis. J Exp Med. 1985.
20. Schultz M, Butt AG. Is the north to south gradient in inflammatory bowel disease a global phenomenon? Expert Rev Gastroenterol Hepatol. 2012;6:445–7. doi: 10.1586/egh.12.31. https://www.ncbi.nlm.nih.gov/pmc/articles/PMC3897598/ : s.n.
21. Sean T, et al Vitamin D receptor found in human sperm. Science Direct. Dec 2006. http://www.sciencedirect.com/science/article/pii/S0090429506021339.
22. Baker AR, McDonnell DP, Hughes M, et al. Cloning and expression of full-length cDNA encoding human vitamin D receptor. Proc Natl Acad Sci U S A. . PubMed. 1988. https://www.ncbi.nlm.nih.gov/pubmed/2835767.
23. Grant WB. Ecological studies of the UVB-vitamin D-cancer hypothesis. Anticancer Res. 2012;32:223–36. https://www.ncbi.nlm.nih.gov/pmc/articles/PMC3897598/ : s.n.
24. Shaffer PL1, Gewirth DT. Vitamin D receptor-DNA interactions. PubMed. https://www.ncbi.nlm.nih.gov/pubmed/15193458.
25. Queen Mary University of London. http://www.qmul.ac.uk/media/news/items/smd/180791.html. Sep 2016.
26. Cannell JJ1, Vieth R, Umhau JC, Holick MF, Grant WB, Madronich S, Garland CF, Giovannucci E. Epidemic influenza and vitamin D. PubMed. Dec 2006. https://www.ncbi.nlm.nih.gov/pubmed/16959053.
27. Edlich RF, Mason SS, Dahlstrom JJ, Swainston E, Long WB 3rd, Gubler K. Pandemic preparedness for swine flu influenza in the United States. PubMed. 2009.
28. Torres, Marco. Vitamin D Proven More Effective Than Both Anti-Viral Drugs and Vaccines At Preventing The Flu. PreventDisease. Oct 2013.
29. Canell, JJ, et al. Randomized trial of vitamin D supplementation to prevent seasonal influenza A in schoolchildren1,2,3. The American Journal of Clinical Nutrition. 2010. http://ajcn.nutrition.org/content/91/5/1255.full.
30. https://www.uni-muenchen.de/informationen_fuer/presse/presseinformationen/2011
31. Entzündliche Hauterkrankungen. Medizinische Fakultät Universität München. 2010. http://www.med.uni-muenchen.de/forschung/schwerpunkte/infektion/artikelhtml.
32. Morimoto S, Yoshikawa K, Kozuka T et al: An open study of vitamin D3 treatment in psoriasis vulgaris. Br J Dermatol; 115(4):421-429. 1986.
34. Reichrath, Jörg (Ed.). http://www.springer.com/us/book/9781493904365. s.l. : Springer, 2014. ISBN 978-1-4939-0437-2.
35. Helden, Raimund von, MD. Was können wir gegen Strahlenschäden tun? Vitamin D als natürliches Zellschutz-System ! Vitamin D Service. 2016.
36. Lohr, Aaron. Chemical Exposure Linked to Lower Vitamin D Levels. Endocrine Society. 20. Sep 2016.
37. Was ist BPA und wo steckt es drin? Global 2000. https://www.global2000.at/was-ist-bpa-und-wo-steckt-es-drin.
38. Lüscher, Dr. Heinz. Vitamin D. Praxis für Vitalstoffmedizin. https://www.vitalstoffmedizin.ch/index.php/de/38-vitalstoffmedizin.

39. Hallelder, Günter, Wolfgang Simon, Viktor von Toenges. Neurowissen - Multiple Sklerose - Entstehung und kausale Beahndlung. 2012. http://www.myoreflex.de/media/downloads/Mosetter_Neurowissen_10_.pdf.

40. Rolle von Vitamin D bei allergischen Erkrankungen – eine Standortbestimmung. *Journal MED.* 01. Feb 2016. https://www.journalmed.de/schwerpunkte/

41. Hoogendijk WJ1, Lips P, Dik MG, Deeg DJ, Beekman AT, Penninx BW. Depression is associated with decreased 25-hydroxyvitamin D and increased parathyroid hormone levels in older adults. *PubMed.* May 2008.

42. Bertone-Johnson . Vitamin D and the occurrence of depression: causal association or circumstantial evidence? *PubMed.* Aug 2009.

43. Vaziri F1, Nasiri S2, Tavana Z3, Dabbaghmanesh MH4, Sharif F5, Jafari P6. Perinatal depression decreased 40 percent with just a few weeks of 2,000 IU of vitamin D – RCT Aug 2016. *VitaminDWiki.* 20. Aug 2016.

44. Saad K1, Abdel-Rahman AA2, Elserogy YM2, Al-Atram AA3, El-Houfey AA4, Othman HA5, Bjørklund G6, Jia F7, Urbina MA8,9, Abo-Elela MG10, Ahmad FA1, Abd El-Baseer KA10, Ahmed AE10, Abdel-Salam AM11. Randomized controlled trial of vitamin D supplementation in children with autism spectrum disorder. *PubMed.* 21. Nov 2016.

45. Kwon KY, et al., . Low Serum Vitamin D Levels May Contribute to Gastric Dysmotility in de novo Parkinson's Disease. *PubMed.* 7. Jan 2016.

46. Oshiro, Rebeccca. An overview on current evidence on vitamin D and brain disorders. *Vitamin D Council.* Sep 2013. https://www.vitamindcouncil.org/an-overview-on-current-evidence-on-vitamin-d-and-brain-disorders/.

47. Worm, Dr. Nicolai. *Heilkraft Vitamin D Wie das Sonnenvitamin vor Herzinfarkt, Krebs und anderen Zivilisationskrankheiten schützt.* München : systemed, 2011.

48. Irene, Berres. Vitamin D könnte Demenzrisiko reduzieren. *Spiegel online.* 07. Aug 2014. http://www.spiegel.de/gesundheit/diagnose/alzheimer-vitamin-d-mangel-koennte-demenzrisiko-erhoehen-a-984548.html.

49. Holló,András , Zsófia Clemens, and Péter Lakatos. Epilepsy and Vitamin D. *tandfonline.* 2014. http://www.tandfonline.com/doi/abs/10.3109/00207454.2013.847836.

50. May, Epilepsy Behav. 2012 und 11., 24(1):131-3. doi: 10.1016/j.yebeh.2012.03.011. Epub 2012 Apr. Correction of vitamin D deficiency improves seizure control in epilepsy: a pilot study.

51. Goldberg, P. Multiple sclerosis: vitamin D and calcium as environmental determinants of prevalence. *Taylors Francis Online.* 1974.

52. ACHESON ED, BACHRACH CA, WRIGHT FM. Some comments on the relationship of the distribution of multiple sclerosis to latitude, solar radiation, and other variables. *PubMed.*

53. Schweikart, Dr. J. VITAMIN D UND MULTIPLE SKLEROSE. *Vitamin D Mangel.* http://www.vitamind.net/multiple-sklerose-ms/.

54. Fitzgerald KC et al., Association of Vitamin D Levels With Multiple Sclerosis Activity and Progression in Patients Receiving Interferon Beta-1b. *PubMed.* Dec 2015. https://www.ncbi.nlm.nih.gov/pubmed/26458124.

55. Cannell, John, MD. Is it sunshine or vitamin D that helps multiple sclerosis (MS) patients? *Vitamin D Council.* 16. Oct 2015. https://www.vitamindcouncil.org/is-it-sunshine-or-vitamin-d-that-helps-multiple-sclerosis-ms-patients/.

56. Studie bestätigt Verbindung zwischen Vitamin-D-Mangel und höherem Multiple Sklerose-Risiko in Finnland. *dmsg.* 17. Oct 2016. https://www.dmsg.de/multiple-sklerose-news/ms-forschung/news-article/News/detail/studie-bestaetigt-verbindung-zwischen-vitamin-d-mangel-und-hoeherem-multiple-sklerose-risiko-in-finn

57. Nonnenmacher, Dr. med. Graue Substanz. *Symptomat.* Oct 2016. http://symptomat.de/Graue_Substanz.

58. Closer look: vitamin D may help protect the brain in MS patients. *vitamindcouncil.* 30. Nov 2015. ps://www.vitamindcouncil.org/closer-look-vitamin-d-may-help-protect-

59. Mowry EM1, Pelletier D2, Gao Z3, Howell MD3, Zamvil SS4, Waubant E4. Vitamin D in clinically isolated syndrome: evidence for possible neuroprotection. *PubMed.* Feb 2016.

60. Menning, Hans. *Das psychische Immunsystem.* Göttingen : Hogrefe Verlag, 2015. ISBN 978-3-8017-2495-5.

61. Mayo Clinic Staff. Osteoporosis. *Mayo Clinic.* http://www.mayoclinic.org/diseases-conditions/osteoporosis/home/ovc-20207808.

62. Bouillon, Roger, Tatsuo Suda. Vitamin D: calcium and bone homeostasis during evolution. *BoneKEyReports.* 2014.

63. Bess Dawson-Hughes, M.D., Susan S. Harris, D.Sc., Elizabeth A. Krall, Ph.D., and Gerard E. Dallal, Ph.D. Dawson-Hughes B, Harris SS, Krall EA, et al. Effect of calcium and vitamin D supplementation on bone density in men and women 65 years of age or older. N Engl J Med. 337:670-676. 1997. *The NEW ENGLAND JOURNAL of MEDICINE.* 1997..

64. Bor, EJ1, van den Hoeven-van Kasteel W, Kelder JC, Lems WF. Prevalence and correction of severe hypovitaminosis D in patients over 50 years with a low-energy fracture. *PubMed.* Mar 2015. https://www.ncbi.nlm.nih.gov/pubmed/25852112.

65. Bowles, Jeff T. *The miraculous results of extremely high doses of the sunshine hormone vitamine D.* Sep : CreateSpace Independent Publishing Platform; Auflage: 1 (2. September 2013), 2013. ISBN-13: 978-1491243824.

66. Ekwaru, John Paul, et al., The Importance of Body Weight for the Dose Response Relationship of Oral Vitamin D Supplementation and Serum 25-Hydroxyvitamin D in Healthy Volunteers. *VitaminDWiki.* Nov 2014. John Paul Ekwaru, Jennifer D. Zwicker,

67. Jacobo Wortsman Matsuoka Lois Y Matsuoka, L.Y Michael F J Wortsman Matsuoka, Lois Y Jacobo, et al.Decreased bioavailability of vitamin D in obesity1,2,3. *American Society for Clinical Nutrition.* 2000. http://ajcn.nutrition.org/content/72/3/690.full.

68. BJ1., Boucher. Vitamin D insufficiency and diabetes risks. *PubMed.* Jan 2011. https://www.ncbi.nlm.nih.gov/pubmed/20795936.

69. Asians., Glucose intolerance and impairment of insulin secretion in relation to vitamin D deficiency in east London. Glucose intolerance and impairment of insulin secretion in relation to vitamin D deficiency in east London Asians. *PubMed.* Oct 1995.

70. Seyed A. Hoseini, Ashraf Aminorroaya, Bijan Iraj, and Massoud Amini. The effects of oral vitamin D on insulin resistance in pre-diabetic patients. Jan 2013.

71. Parildar H,Cigerli O, Unal DA, Gulmez O, and Demirag NG. The impact of Vitamin D Replacement on Glucose Metabolism. *PMC.* Nov 2013.

72. Prue H. Hart, Shelley Gorman & John J. Finlay-Jones. Modulation of the immune system by UV radiation: more than just the effects of vitamin D? *Nature reviews IMMUNOLOGY.* Sep 2011. http://www.nature.com/nri/journal/v11/n9/full/nri3045.html.

73. Masterjohn, Chris. Vitamin D is Synthesized From Cholesterol and Found in Cholesterol-Rich Foods. *Cholesterol and Health.* 25. May 2006. http://www.cholesterol-and-health.com/Vitamin-D.html.

74. Schaefer, Anna and Kathryn Watson. What's the Relationship Between Vitamin D and Cholesterol? *Health Line.* Mar 2016. http://www.healthline.com/health/high-cholesterol/vitamin-d-relationship.

75. al, Cutillas-Marco E. et. https://www.ncbi.nlm.nih.gov/pmc/articles/PMC3908966/. *Vitamin D status and hypercholesterolemia in Spanish general population.* PMC, Jun 2013. https://www.ncbi.nlm.nih.gov/pmc/articles/PMC3908966/.

76. Overbeck, Peter. Vitamin-D-Mangel geht aufs Herz. *ÄrzteZeitung.* 12. Oct 2012. http://www.aerztezeitung.de/medizin/krankheiten/herzkreislauf/article/823796/khk-infarkt-vitamin-d-mangel-geht-aufs-herz.html.

77. K, Nishio. *Nishio K, Mukae S, Aoki S, Itoh S, Konno N, Ozawa K, Satoh R, Katagiri T. Congestive heart failure is associated with the rate of bone loss. J Intern Med. Apr;253(4):439-46. 2003.* J Intern Med. Apr;253(4):439-46. 2003 : s.n., 2003.

78. Vitamin D bei Bluthochdruck? *Ärztezeitung.* 14. May 2012. http://www.aerztezeitung.de/medizin/krankheiten/herzkreislauf/bluthochdruck/article/81 3149/vitamin-d-bluthochdruck.html.

79. Pilz, S., Iodice, S., Zittermann, A. et al. Vitamin D status and mortality risk in chronic kidney disease: a meta-analysis of prospective studies. *PubMed.* Sep 2011. https://www.ncbi.nlm.nih.gov/pubmed/21636193.

80. Autier, P. & Gandini, S. *Vitamin D supplementation and total mortality: a meta-analysis of randomized controlled trials.* . Archives of Internal Medicine, 167, 1730–1737 : s.n., 2007.

81. Studie: Vitamin D Therapie Begleitende Vitamin D Therapie für IntensivpatientInnen erforscht. *Die Medizinische Universität Graz.* https://www.medunigraz.at/neues/detail/news/studie-vitamin-d-therapie/.

82. Links between Vitamin D Deficiency and Cardiovascular Diseases. *PubMed.* Biomed Res Int. 2015; 2015: 109275. https://www.ncbi.nlm.nih.gov/pmc/articles/PMC4427096/.

83. Kalkan GY1, Gür M2, Koyunsever NY1, Şeker T1, Gözükara MY3, Uçar H1, Kaypaklı O1, Baykan AO1, Akyol S1, Türkoğlu C1, Elbasan Z1, Şahin DY1, Çaylı M1. Serum 25-Hydroxyvitamin D Level and Aortic Intima-Media Thickness in Patients Without Clinical Manifestation of Atherosclerotic Cardiovascular Disease. *PubMed.* Jul 2015. https://www.ncbi.nlm.nih.gov/pubmed/25130180.

84. Reusch, Sebastian. Wie entsteht Krebs? Ein vereinfachter Blick auf die Auslöser. *Spectrum Scilogs.* 11. Mar 2011. https://scilogs.spektrum.de/enkapsis/wie-entsteht-krebs-ein-vereinfachter-blick-auf-die-ausl-ser/.

85. Martinez ME, Giovannucci EL, Colditz GA, et al. Calcium, vitamin D, and the occurrence of colorectal cancer among women. J Natl Cancer Inst. 88:1375-1382. 1996. *PubMed.* https://www.ncbi.nlm.nih.gov/pmc/articles/PMC4545459/.

86. Salazar-Martinez E, Lazcano-Ponce EC, Gonzalez Lira-Lira G, Escudero-De los Rios P. Nutritional determinants of epithelial ovarian cancer risk: a case-control study in Mexico. Oncology. 63(2):151-7. 2002. *PubMed.* https://www.ncbi.nlm.nih.gov/pubmed/12239450.
87. Thys-Jacobs S, Donovan D, Papadopoulos A, et al. Vitamin D and calcium dysregulation in the polycystic ovarian syndrome. Steroids. 64:430-435. 1999. *PubMed.* https://www.ncbi.nlm.nih.gov/pubmed/10433180.
88. Cantorna M, Hayes C and DeLuca H. 1,25-Dihydroxycholecalciferol inhibits the progression of arthritis in murine models of human arthritis. Journal of Nutrition, v. 128, p. 68-72. 1998. *PubMed.* https://www.ncbi.nlm.nih.gov/pubmed/9430604.
89. Lemire J, Ince A and Takashima M. 1,25-dihydroxyvitamin D3 attenuates the expression of experimental murine lupus of MRL/l mice. Autoimmunity, v. 12, p. 143-148. 1992. *PubMed.* https://www.ncbi.nlm.nih.gov/pubmed/1617111.
90. Sharon L. McDonnell, Carole Baggerly, Christine B. French, Leo L. Baggerly, Cedric F. Garland, Edward D. Gorham, Joan M. Lappe, Robert P. Heaney. Serum 25-Hydroxyvitamin D Concentrations ≥40 ng/ml Are Associated with >65% Lower Cancer Risk: Pooled Analysis of Randomized Trial and Prospective Cohort Study. *PLOS ONE.* Apr 2016. http://journals.plos.org/plosone/article?id=10.1371/journal.pone.0152441.
91. Low Vitamin D Levels. *Breastcancer.org.* http://www.breastcancer.org/risk/factors/low_vit_d.
92. Esther, Kim. Lower Level Vitamin D During Remission Contributes To Relapse in Ulcerative Colitis Patients. *Beth Israel Deaconess Medical Center.* 17. Feb 2017. http://www.bidmc.org/News/PRLandingPage/2017/February/Moss-Ulcerative-Colitis-Vitamin-D.aspx.
93. Peterson, Riley. Recent study finds that low vitamin D levels are associated with increased disease activity in ulcerative colitis. *Vitamin D Council.* 14. Jul 2016. https://www.vitamindcouncil.org/recent-study-finds-that-low-vitamin-d-levels-are-associated-with-increased-disease-activity-in-ulcerative-colitis/.
94. Ladegaard, Isak. Cancer patients with high vitamin D levels live longer. *Science Nordic.* 15. Aug 2012. http://sciencenordic.com/cancer-patients-high-vitamin-d-levels-live-longer.
95. Dima A Youssef,1,2 Christopher WT Miller,3 Adel M El-Abbassi,1,2 Della C Cutchins,1 Coleman Cutchins,5 William B Grant,4 and Alan N Peiriscorresponding author1,2. Antimicrobial implications of vitamin D. *Dermato Endocrinology.* Oct 2011. https://www.ncbi.nlm.nih.gov/pmc/articles/PMC3256336/.
96. Garland, Dr. Cedric. Vitamin D & Premenopausal Breast Cancer – Deficiency Increases Risk. *GrassrootsHealth.* http://www.grassrootshealth.net/garlandbctranscription.
97. Nonclassic Actions of Vitamin D. *Oxford academic.* Jan 2009. https://academic.oup.com/jcem/article-lookup/doi/10.1210/jc.2008-1454.
98. Paddock, Catharine PhD. Cancer risk falls with higher levels of vitamin D. *Medical News Today.* 8. Apr 2016. http://www.medicalnewstoday.com/articles/308834.php.
99. Wagner, Carol L, Sarah N Taylor, Donna D Johnson, and Bruce W Hollis. The role of vitamin D in pregnancy and lactation: emerging concepts. *PMC.* 2012. https://www.ncbi.nlm.nih.gov/pmc/articles/PMC4365424/.

100. VITAMIN D IN DER SCHWANGERSCHAFT.
http://www.vitamind.net/schwangerschaft/.
101. Pregnancy and gestational vitamin D deficiency. *Vitamin D Council.* 2015.
102. Bodnar LM1, Krohn MA, Simhan HN. Maternal vitamin D deficiency is associated with bacterial vaginosis in the first trimester of pregnancy. *PubMed.* Jun 2009.
103. Lapillonne, A. Vitamin D deficiency during pregnancy may impair maternal and fetal outcomes. *Med Hypotheses.* Jan 2010. https://www.ncbi.nlm.nih.gov/pubmed/19692182.
104. Lee V1, Rekhi E, Hoh Kam J, Jeffery G. Vitamin D rejuvenates aging eyes by reducing inflammation, clearing amyloid beta and improving visual function. *PubMed.* Oct 2012.
105. Conin, Joseph. Vitamin D Reportedly Improves Vision. *opticalceu.blogspot.* Jan 2012. http://opticalceu.blogspot.ch/2012/01/vitamin-d-reportedly-improves-vision.html.
106. Bates, Claire. Boosting vitamin D levels 'could help prevent eyesight from deteriorating'. *Mail Online.* Jan 2012. Boosting vitamin D levels 'could help prevent eyesight from deteriorating.
107. Martens, Dd.phil. Alexander. Sportler brauchen Vitamin D. *http://www.irmgard-graef.de/.* Jul 2017. http://www.irmgard-graef.de/neue-studien/vitamin-d/sportler-brauchen-vitamin-d/.
108. Cannell, John. *Athlets Edge - Faster, Quicker, Tronger.* s.l. : Here and Now, 2011. ISBN 978-0-9774272-9-1.
109. Fautek, Dr. Jan-Dirk. *Melatonin DAs Geheimnis eines wunderbaren Hormons.* Wien : Brandstetter, 2017. ISBN 978-3-7106-0056-2.
110. Editor. Pineal Gland Calcification. *The Event Chronicle.* 7. Dec 2015. http://www.theeventchronicle.com/metaphysics/metascience/pineal-gland-calcification-why-you-should-care/.
111. Allemann, Sarha. ETH empfiehlt noch höhere Vitamin-D-Zufuhr. *SRF PLUS.* 1. ec 2015. https://www.srf.ch/sendungen/puls/koerper/eth-empfiehlt-noch-hoehere-vitamin-d-
112. Holick, Michael PHD. VITAMIN D: A D-LIGHTFUL SOLUTION FOR HEALTH. *PMC.* Aug 2011. https://www.ncbi.nlm.nih.gov/pmc/articles/PMC3738435/.
113. Boucher, Barbara J. The Problems of Vitamin D Insufficiency in Older People. *PMC.* Aug 2012. https://www.ncbi.nlm.nih.gov/pmc/articles/PMC3501367/.
114. Fuchs, Marita. Gesund bleiben mit Vitamin D. *Universität Zürich.* 18. Dec 2012. http://www.news.uzh.ch/de/articles/2012/dreierpack-fuer-gesundes-altern.html.
115. A new look at vitamin D challenges the current view of its benefits. Oct 2016. http://www.buckinstitute.org/buck-news/new-look-vitamin-d-challenges-current-view-its-
116. Podbregar, Nadja. Das Geheimnis der Telomere Altern und die Rolle der Chromosomen-Endkappen. *scinexx.de Das Wissensmagazin.* 16. Apr 2010. http://www.scinexx.de/dossier-detail-490-6.html.
117. Mamtani, Mira. *(R)EVOLUTION IM ANTI-AGING: DIE WISSENSCHAFT DER TELOMERE.* 2016. ISBN 978-3-96051-520-3.
118. Mohsen Mazidi, corresponding author1,2 Erin D. Michos,3,4 and Maciej Banach5,6. The association of telomere length and serum 25-hydroxyvitamin D levels in US adults: the National Health and Nutrition Examination Survey. *PMC.* 1. Feb 2017. https://www.ncbi.nlm.nih.gov/pmc/articles/PMC5206371/.

119. Murnaghan, Ian BSc (hons), MS. An Overview of DNA Functions. Jan 2017. http://www.exploredna.co.uk/an-overview-dna-functions.html.
120. James C. Fleet, 1,5 Marsha DeSmet,4 Robert Johnson,2 and Yan Li3. Vitamin D and Cancer: A review of molecular mechanisms. *HHS Public Access.* Sep 2015.
121. Nair-Shalliker V, Armstrong BK, Fenech M. Does vitamin D protect against DNA damage? *PubMed .* May 2012. https://www.ncbi.nlm.nih.gov/pubmed/22366026.
122. Gräf, Irmgard Maria. *Mein Blut - ein Weg zu mir.* Peiting : Miachels Verlag, 20147. ISBN 978-3895-398-988.
123. Pollack, Dr. Gerald. *Wasser - viel mehr als H2O.* Kirchzarten : VAK Verlag GmbH, 2013/2015. ISBN 978-3-86731-158-8.
124. Ultraviolettstrahlung. *Welt der Physik.* March 2006. http://www.weltderphysik.de/gebiet/atome/elektromagnetisches-spektrum/ultraviolettstrahlung/.
125. Rowen, Robert Jay. The Cure that Time forgot - Ultraviolet Blood Irradiation Therapy (Photo-Oxidation). *Foundation For Biosocial Research.* 1996. http://www.vitamind.arcarmichael.com/Irradiation/rowen.htm.
126. Tesla coil. https://en.wikipedia.org/wiki/Tesla_coil.
127. Brown Tom. Tesla Coil - Lost Inventions of Nikola Tesla. http://altered-states.net/barry/newsletter208/.
128. UV Light Part III Photoluminescence Therapy. 2006. http://www.mnwelldir.org/docs/uv_light/uv_light3.htm.
129. Havasi, Peter. *Education of Cancer Healing Vol. VII-Heretics.* s.l. : Lulu, 2012. ISBN: 978-1-291-45368-3.
130. Campell, William Douglas II, MD. *Into the Light, Tomorrows medicine Today.* Panama City : Rhino Publishing , 1993, 2003. ISBN 9962-636-27-2.
131. ST. PETERSBURG UPGRADES WATER TREATMENT PLANTS WITH UV SYSTEMS. http://www.waterworld.com/articles/wwi/print/volume-20/issue-10/features/st-petersburg-upgrades-water-treatment-plants-with-uv-systems.html.
132. UV Lights to Sanitize a St. Petersburg Air Conditioner. 2006. https://de.scribd.com/document/233875106/UV-Lights-to-Sanitize-a-St-Petersburg-Air-
133. empa, Six, Andrea. Leucht Pyjama für Neugeborene. *ww.empa.ch/web/s604/photonic-textiles-for-newborns.* 05. Nov 2017. ww.empa.ch/web/s604/photonic-textiles-for-
134. Minguillon, Jesus, Miguel Angel Lopez-Gordo, Diego A. Renedo-Criado, Maria Jose Sanchez-Carrion, Francisco Pelayo. Blue lighting accelerates post-stress relaxation: http://journals.plos.org/plosone/article?id=10.1371/journal.pone.0186399.
135. *Leistung: Schneller dank blauem Licht.* 20.05.2017, St. Gallen : St. Galler Tagblatt, 2017.
136. Shirazian, Shayan, et al.. Chronic kidney disease-associated pruritus: impact on quality of life and current management challenges. *PMC.* Jan 2017. https://www.ncbi.nlm.nih.gov/pmc/articles/PMC5271405/.
137. https://www.nau.ch/politik/forschung/2018/07/05/blaues-licht-hilft-in-spateren-stadien-der-wundheilung-65364067. 2018.
138. *Neue Technologien für die Medizin.* s.l. : arte TV, 2018. https://www.arte.tv/de/videos/078767-001-A/neue-technologien-fuer-die-medizin/.

139. Schindler, Michael. When the Pills Don't Help: Finding Your Way-Forward. Jun 2017. http://blog.seattlepi.com/militarywire/2017/06/19/when-the-pills-dont-help-finding-your-way-forward/.

140. Venefica, Avia. Symbolic meaning of Octagon. *symbolic meanings.* May 2008. http://www.symbolic-meanings.com/2008/05/24/symbolic-meaning-of-octagon/.

141. The origin of time and the secret of nine. *Trace Elements Radio.* 2015. http://www.traceelementsradio.com/2015/12/the-origin-of-time-and-secret-of-nine.html.

142. Tom Kenyon. *Erneuerung.* Feb 2017. http://tomkenyon.com/erneuerung.

143. Pelkowski, Udo. FREQUENZEN - Der Ursprung , sowie die verändernde Kraft allen Lebens. *Alles im Universum ist Schwingung.* 17. Aug 2013.

144. Water. 2005. http://www.whatthebleep.com/water-crystals/.

145. Horowitz, Dr. Leonard G. *Healing Codes - Biological Apocalypse.* s.l. : Medical Veritas International; Auflage: Reprint (Mai 1999), 1999. ISBN-13: 978-0923550394.

146. The Sacred Solfeggio Frequencies. http://www.warrior-priestess.com/12strandDNA-Solfeggio.html.

147. Gehirnwellen und Gehirnwellenbereiche. *i-NFBF.* http://www.i-nfbf.ch/de/gehirnwellen.html.

148. What are Brainwaves. *brainworks.* http://www.brainworksneurotherapy.com/what-are-brainwaves.

149. Learn about the Wonders of Theta Medidation Music. *Binaural Beats Medidation.* https://www.binauralbeatsmeditation.com/the-wonders-of-theta-meditation-music/.

150. The Benefits of Gamma Brainwaves. *Brainwave Wizard.* http://brainwavewizard.com/entrainment/the-benefits-of-gamma-brainwaves/.

151. https://www.i-nfbf.ch/de/gehirnwellen.html.

152. Bortfeldt, Dr. Kerstin. http://instatera.de/das-geheimnis-der-mikrotubuli-teil-i/. 2017.

153. Petros C. Benias, et al.Scientific Reports. *Structure and Distribution of an Unrecognized Interstitium in Human Tissues.* 27. Mar 2018. https://www.nature.com/articles/s41598-018-

154. Photonentherapie nach Prof. Popp. 1999. https://www.dr-neidert.de/therapien/photonentherapie.

155. Bertone, Nikki. Nikki Bertones Story. Jan 2017. http://bluroom.com/emailers/0123_NWS/online_STY.html.

156. Ein besonderer Fall- Erosive Osteochondrose verschwunden. *Instatera Blu Room Weimar.* 13. Jul 2016. http://instatera.de/ein-besonderer-fall-erosive-osteochondrose/.

157. http://bluroomwellnesscenter.com/testimonials/. 2017. http://bluroomwellnesscenter.com/testimonials/.

158. https://www.facebook.com/BluRoomCH/posts/blu-room-und-hyperthyreose-schilddr%C3%BCsenutnerfunkt/882316755252719/. 2017.

159. http://bluroomwellnesscenter.com/news/. *Blu Room Wellness Center.* 2018. http://bluroomwellnesscenter.com/news/.

160. Gräf, Irmgard Maria. *Die Quark-Öl-Kur. Die Heilkraft der Öl-Eiweiss-Ernährung nach Dr. Budwig.* s.l. : Verlag Vianova, 2014 .

161. —. Mein Blut - ein Weg zu mir. Peiting : Michaels Verlag, 2014.

162. —. *Blu Room - Experience the future. Building bridges with light, frequency and sound.* Yelm : Blu Room Enterprises, 2017. ISBN 9781547129157.

164. Wesley, J. Pike, Ph.D. and Mark B. Meyer, Ph.D. The Vitamin D Receptor: New Paradigms for the Regulation of Gene Expression by 1,25-Dihydroxyvitamin D3. *PMC.* Jan 2011. https://www.ncbi.nlm.nih.gov/pmc/articles/PMC2879406/.

165. LeBlanc ES, Rizzo JH, Pedula KL, Ensrud KE, Cauley J, Hochberg M, Hillier TA und Fractures., Study Of Osteoporotic. Associations between 25-hydroxyvitamin D and weight gain in elderly women. *VitaminDWiki.* Dec 2012. http://www.vitamindwiki.com/tiki-index.php?page_id=3551.

166. Engelman, Corinne. Vitamin D may block the obesity gene FTO. *VitaminDWiki .* Feb 2014. http://www.vitamindwiki.com/Vitamin+D+may+block+the+obesity+gene+%28FTO%29+%E2%80%93+Jan+2014.

167. Reichrath, Jörg, Bodo Lehmann, Jörg Spitz. *Vitamin D update 2012 Von der Rachitisprophylaxe zur allgemeinen Gesundheitsvorsorge.* München : Dustri Verlag, 2012.

168. Mark, Karla PhD. A new look at vitamin D challenges the current view of its benefits. *buckinstitute.* Oct 2016. http://www.buckinstitute.org/buck-news/new-look-vitamin-d-challenges-current-view-its-benefits.

169. Ramtha. *Das Gehirn: Schöpfer von Realität und einem erhabenen Leben.* s.l. : Gabriel Reinert ligvid.media, 2015. ISBN-13: 978-3940786593.

170. The Law of Vibration. *One Mind - One energy.* http://www.one-mind-one-energy.com/Law-of-vibration.html.

171. The Law of Vibration. http://www.natural-health-zone.com/law-of-vibration.html.

172. *Blut - Highway des Lebens.* Gräf. s.l. : Matrix3000, Bd. 86.

173. Sills, Franklin. *The Breath of Life, Holism and Biodynamics.* Berkeley CA : North Atlantic Books, 2011.

174. Coats, Callum. *Naturenergien verstehen und nutzen.* Aachen : Omega, 2001. ISBN 3-930243-14-8.

175. Vitamin, D the "sunshine" vitamin. Vitamin D: The "sunshine" vitamin. *PMC.* Apr 2012. https://www.ncbi.nlm.nih.gov/pmc/articles/PMC3356951/.

176. United States Patent. *https://patents.justia.com/patent/9919162.* 20. Mar 2018.

177. Dürr, Prof. Dr. Hans-Peter. *Wir erleben mehr als wir begreifen - Naturwissenschaftliche -Erkenntnis und Erleben der Wirklichkeit.* [https://www.youtube.com/watch?v=oVEQoUynYHk] 2002.

170. Dürr, Prof. Dr. Hans-Peter Dürr. *Wir erleben mehr als wir begreifen – Naturwissenschaft-liche Erkenntnis und Erleben der Wirklichkeit* [https://youtube.com/watch?v=oVEQoUynYHk] 2002

Sachwortverzeichnis

Einladung – rein ins Blaue – raus ins Leben

Diese Blu Rooms laden Sie zu einer Besichtigung ein. Erleben Sie hautnah den Zauber der Architektur und Frequenz. Wenn Sie dann hinter sich die Tür schliessen und in blaues Wohlfühlen eintauchen wollen, erhalten Sie Ihre erste Sitzung zu einem Wohlfühlpreis. Rein ins Blaue – raus ins Leben!

Deutschland

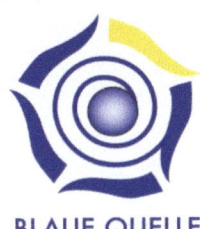

Blaue Quelle
Haus des Gastes, Kurpark
97980 Bad Mergentheim
Tel.: +49 79 3112 09868
www.blauequelle-bluroom.de
info@blauequelle-bluroom.de

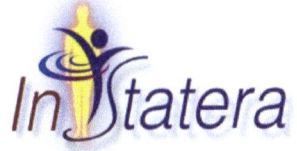

Blu Room Weimar
Instatera

D-99425 Weimar, Deutschland
Freiherr-vom-Stein-Allee 26, Tel.: +49 3643 7751534,
info@instatera.de, www.augenganzheit.com

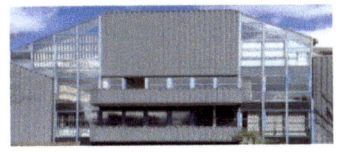

Blu Room Mülheim / Ruhr

D-45468 Mülheim an der Ruhr
Wasserstr. 3, Telefon: 0208 3016684,
www.bluroom-muelheim.de, info@bluroom-muelheim.de

Österreich

BLAUE PAUSE

Blu Room Wien

Blaue Pause GmbH, Tigergasse 3/5, A-1080 Wien

Tel.: +43 1 402 35 73, E-Mail: office@blauepause.at,
www.blauepause.at

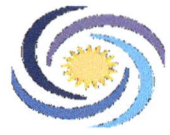

Blu Room Klagenfurt

BluRelax   LichtEnergetik GmbH

Radetzkystraße 18, A - 9020 Klagenfurt am Wörthersee

Tel.: +43 463 / 51 53 55 E-Mail: office@blurelax.at,
www.blurelax.at

Schweiz

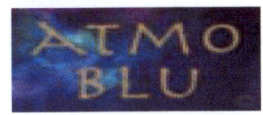

Blu Room Uetendorf bei Thun

Atmoblu

Altelsweg 11, CH-3661 Uetendorf
Tel.: +41 33 525 09 88, info@atmoblu.ch, www.atmoblu.ch

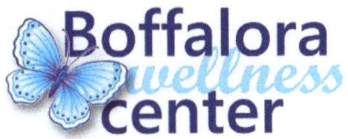

Boffalora Wellness Center
Via Cantonale 3, CH-6562 Soazza

Tel.: +41 76 233 78 oder +41 76 203 78 49

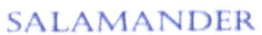

Blu Room Kägiswil bei Luzern
Salamander Enterprises GmbH
Schwarzenbergstrasse 1, CH-6056 Kägiswil, Schweiz
Tel. +41 41 662 48 70, bluroom@salamander-enterprises.ch,
www.salamander-enterprises.ch

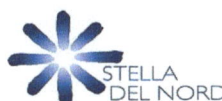

Blu Room Lugano
STELLA DEL NORD

Via Sole 7, CH-6942 Savosa - Schweiz
Tel +41 77 424 03 11, info@stelladelnord.ch
www.stelladelnord.ch

Italien

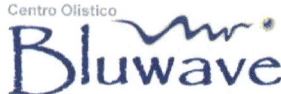

Blu Room Bagno die Romagna
CENTRO OLISTICO BLUWAVE I-4701 Bagno die Romagna (FC)
Via Cesare Battisti 91/B,   Tel.: +39 543 903368
, www.bluwave2060.com - info@bluwave2060.com

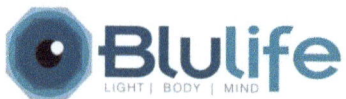

Blu Room Moranello
BluLife - light body mind
Via Nazionale 4, I-41053 Maranello (MO)
Tel.: +39 0536-1750258, info@blu-life.it, www.blu-life.it

BENESSERE BLU

Blu Room Rapallo
Corso Giacomo Matteotti 29/3
16035 Rapallo - Nähe Genua ; Tel: +39 328 4994446
 www.benessereblreblu.it